作者簡介

徐文兵

徐小周，字文兵，厚樸中醫學堂堂主、北京御源堂、平心堂中醫門診部身心醫學專家。1966年出生於山西大同，自幼隨母親學習中醫，並在父親的影響下，閱讀大量古籍，培養出良好的國學基底。1984年以優異的成績考入北京中醫學院（後改制北京中醫藥大學）中醫系，在學期間不只學業成績極佳，曾獲中醫系醫史知識競賽第一名，亦活躍於各類學生活動，是徵文比賽及演講比賽的常勝軍。

畢業後，留在大學的附屬醫院工作時，能力備受肯定，且已流露出對現行中醫教育和醫療模式的疑惑，尤其憂慮中醫發展的逐漸西化，矢志恢復中醫傳統。1997年公派赴美講學，在翻譯的過程中，進一步體會到要讀懂中醫典籍、透徹地了解中醫，就必須從國學漢字下手。

回國後辭去醫院的工作，創辦北京厚樸中醫學堂，全心從事傳統中醫理論的研究和教學，並以英文主講《中醫學基礎》、《中醫診斷》、《中藥》、《方劑》、《針灸學》、《食療》等課程。歷經十多年的努力，現在學生遍布全世界，且治療的患者上自外國元首，下至平民百姓，持續致力於中醫推廣工作。

字裡藏醫

徐文兵 著

【推薦序】

十年磨一劍，厚積薄發的成果

龍致賢

中醫的傳承離不開明師的指點和學生的苦修。子曰：「人而無恆，不可以為巫醫。」徐文兵大夫的「中醫啟蒙」系列叢書，凝聚了他數十年追隨名醫名家學習，苦心造詣的實踐體會的心血。不能說大器晚成，也可謂厚積薄發。作為他的老校長，我由衷地為他感到自豪和高興。

徐文兵大夫受母親魏天梅影響，自幼就對中醫產生了濃厚的興趣，並在其母親指導下，按照中醫傳統的教育方法，從童蒙時就背誦《藥性歌括》、《湯頭歌訣》、《瀕湖脈學》。同時在父親徐恪先生的影響下，閱讀了大量藏書，培養出良好的寫作習慣和能力。

一九八四年，文兵以優異的成績考上北京中醫學院（後改制北京中醫藥大學）中醫系，據負責招生錄取的老師說，志願表上從第一志願的重點大學到第三志願的大專他填的都是中醫。次年，文兵的妹妹文波也考進來，兄妹同校，傳為佳話。在校學習期間，文兵不僅痴迷學業，還利用閒暇跟隨日後成為他師父的裴永清老師伺診抄方，而且積極參與、組織院系學生活動，才華橫溢，嶄露頭角。一九八六年獲得北京中醫學院首屆任應秋獎學金；在《中國青年報》徵文比賽中獲得一等獎、中醫系醫史知識競賽中獲得第一名，並在學院組織的演講比賽中獲獎。

一九九〇年大學畢業，文兵留校，並先後在大學附屬東直門醫院門診辦、院辦工作。一九九二年被醫院選派，參加國家中醫藥管理局組織的管理幹部英語進修班，結業後回醫院籌建和管理醫院的外賓門診。一九九五年被調到大學校長辦公室工作。他少年老成、處事細心周到，滿腔熱忱、矢志恢復中醫傳統，使我留下很深的印象。

一九九六年秋，文兵隨我去參加全國中醫院校校長會議。在南下的列車上，我曾與他促膝長談，試言其志。文兵流露出對現行中醫教育和醫療模式的疑惑，對中醫發展逐漸西化、異化的憂慮，以及對行政管理工作的厭倦，堅定地表示寧願放棄行政升遷機會，也要從事中醫專業，試圖在涉外中醫醫療、教學上闖出一條新路來。余愛其才，嘉其志，一九九七年力主選派他赴美講學。

文兵果然不失其言，在美期間先後順利考取了全美針灸師和中醫師資格，還受到美國針灸協會的嘉獎，被密蘇里州堪薩斯市授予榮譽市民稱號。一九九八年回國後，他毅然辭去公職，創辦了北京厚樸中醫學堂，開始了他企圖恢復傳統中醫教育、醫療模式的追夢之旅。

經過將近十年的含辛茹苦、孜孜以求，現在他的學生遍布世界各地，可謂桃李滿天下。他潛心研究身心疾病，頗有心得建樹，治療的患者上自外國元首，下至平民百姓。中央電視台、《人民日報》對他的事蹟都有報導，影響日漸深遠。今年他的「中醫啟蒙」系列叢書和英文版中醫教材即將出版，這正是他十年磨一劍，厚積薄發的結果。

觀夫古今，匹夫莽漢，有勇無謀，敗事有餘。書生犬儒，空談誤國，成事者少。中華民族的復興，中醫事業的振興，需要有理想、有抱負的人，更需要能夠身體力行，為實踐理想而放棄虛名浮利，刻苦鑽研、開拓創新的人。我也希望熱愛中醫藥事業的人透過閱讀「中醫啟蒙」系列，能有所啟迪。

（本文作者爲世界中醫藥學會聯合會副主席兼祕書長、前北京中醫藥大學校長）

【推薦序】

實踐、認識、再實踐、再認識過程的體現

張曉彤

我與徐文兵先生一見如故。剛認識時，他就是副教授，但大家都不按世俗常情，只稱他「徐大夫」。相處日久，我才看見「徐大夫」這個「官稱」後面藏的東西：一個是淡泊名利，謙虛好學，一個是堅持實踐，不離臨床。

體味古今名中醫的成才之路，不外乎兩條，即讀書與看病，只不過不是一般意義上的，而是更高、更深的層次。讀書不僅是通曉古文，精讀熟背經典，更要字斟句酌，反覆領悟其中的思維方法、內在聯繫；看病不僅是望、聞、問、切，辨證處方，更要在看病中再習經典，反覆加深理解。

徐大夫的這一部小書，正是他實踐、認識、再實踐、再認識過程的體現。這種文必求其確，意必析其微的精神，使他在學習、思考、實踐中一層層深悟中醫之道，一步步攀上中醫科學之峰。

我聽過徐大夫講中醫，不僅邏輯嚴密、層次清晰，而且深入淺出、剖析分明。他的講座沒有不倫不類的摻雜，沒有似是而非的敷衍。記得有一次為二十多個國家駐華使館的友人講什麼

是中醫，其風趣生動的語言和儒雅的翩翩風度，給與會者留下深刻的印象，令他們對中醫刮目相看，十分折服。出於對中國傳統文化的共同愛好，我們常在一起說文談詩，徐大夫思維敏捷，我多能從他的談話中受到啟發。一次談到中文音韻的陰陽平仄，思及古人造字，除了賦其形，還要定其音，平聲屬陽，激越高亢，多用於外向表象之事物，仄聲則反之。徐大夫竟由此聯想到諸多中醫用語，依此解釋「疼」與「痛」，頗有新意。「我勸天公重抖擻，不拘一格降人才。」中醫事業後繼乏人，已成難挽之定局。似徐大夫這樣，雖已過不惑之年，在中醫隊伍中尚屬青壯，這其中有造詣者，更是鳳毛麟角。希望此書的出版，能激勵更多的中醫後繼者，多學多思，弘揚岐黃醫術，重振中醫雄風。是為序。

（本文作者爲北京崔月犁傳統醫學研究中心主任、平心堂中醫門診部主任）

【推薦序】

寓醫理於文字，寄養生於語詞的佳作

中醫典籍浩繁，大都以文言書寫，一般人讀起來吃力，就是醫學生研習也頗感艱深不易懂。尤其有關生理、病理著作更是以抽象的功能性來闡述，理解不易，常常事倍功半，讓人望之生畏。現在有了《字裡藏醫》一書，平鋪直述，讓人初讀、再讀、精讀，對中醫醫治及治療的方向，有更深層的認識，值得推薦。希望後續能有更多這方面的書目出版，使人受益良多。

——朱樺（名中醫師）

《字裡藏醫》一書，由健康、性命、疾病及膾炙四方面的中醫術語談起，以深入淺出的方式詮釋中醫用詞。作者利用傳統文獻追索辭源，並透過中醫的方法、思維與實踐，辨析字義，解構詞義，有所本而無所執，頗具新意。全書寓醫理於文字，寄養生於語詞，實為臨床教學，醫理啟蒙之佳作。

——徐富昌（臺灣大學中國文學系教授、臺大語文中心主任、中國文字學會理事）

徐大夫《字裡藏醫》，結合文字與醫學，原始表末，釋名章義，選文定篇，敷理舉統；剖情析采，籠圈條貫，以相對概念，深入淺出，證實運虛，溯源究本，探賾索隱，故開張國學，宏揚中醫，鉤深致遠，令人欽敬，歎為觀止。

——賴貴三（國立臺灣師範大學國文學系教授）

【自序】

中醫啟蒙由認識漢字開始

我是在把中醫的術語翻譯成英文的時候，發現自己不識字的。比如「疼痛」，簡單翻譯成pain就行了。那麼單拿出「疼」或「痛」，又該如何翻譯呢？畢竟在古文中，這兩個字經常單獨出現！疼和痛有什麼區別？只好去查字典、翻古書、學訓詁，到頭來反而搞得一頭霧水，敢情有的古人好讀書不求甚解，有的耍起了太極，搞什麼互訓，疼者痛也，痛者疼也！翻譯中碰到類似的詞彙還有很多，不勝枚舉。

在翻譯中碰到的另外一個問題，就是很多中醫的詞彙、概念找不到恰當的英文對應。比如說「氣」字，現在都譯成energy。可是外國人把石油、能源叫做energy，而中醫把汽油燃燒時的狀態，放射出的光、熱、動力叫做「氣」，這根本就是兩個概念。

再比如說「神」，英文教科書都翻譯成mind。確切地說，mind是中醫「意」的意思，翻譯成思想也不為過。「意」是出生以後後天形成的，跟與生俱來、終生不變的「神」有著本質的不同。把「神」翻譯成spirit、soul可能更合適一些，但也只能是勉強接近，因為中文的「神」還有天神、造物主的意思，翻譯成god更合適。中國哲學講天人合一，也就是天神、人神本為一體，所以用一個字表述，「人神」也就可以翻譯成mini god。更不用說「魂魄」這些詞，就更無法翻譯了，只能讓外國人作為外來語去接受、去學習。

更有代表性的是「五臟六腑」的翻譯，簡直就是雞同鴨講。中醫藏象學說講的六臟六腑，指的是活體在心神控制指揮下的系統功能狀態，但外國人理解的是解剖死屍後肉眼可見的局部形體。不把這個問題說清楚，把臟腑名稱對應翻譯過去，只會出笑話。如看不見摸不著的「三焦」怎麼翻譯？

很多中國人整天叫嚷讓中域的一切和外域接軌。唯獨中醫是個例外，只能讓外國人來和中國古人接軌，而不是我們歪曲古意，削足適履，委曲求全去逢迎別人。這樣做喪失了人格，替祖宗丟人，也就喪失了中醫的精髓。造成這種歪批胡翻的根源，也是我們自己對古文的不識、不解。身為中國人，對很多漢字認得、寫得、讀得，可是深究其意，卻發現自己根本不識得。

腧穴中腎經的原穴叫做「太溪」，我一直搞不明白什麼叫「一條大的小河」，後來查閱繁體字的古書，才知道溪是「谿」的簡化字，而「谿」是山谷的意思，比谷略淺窄。《素問》上說「肉之大會為谷，肉之小會為谿」，說的是在肌肉附近的地方氣象。合谷穴肌肉豐厚隆盛，故曰「谷」。太谿在腳踝內側，肌肉淺薄，故名「谿」。再如，中醫的「醫」，形象地描述了患者中箭以後，用酒消毒、麻醉，用鑷子、剪刀手術的搶救過程。而「毉」字則明確指出只有巫才有資格做醫生。

漢字並不是死文字，幾千年來也在發展變化，但是萬變不離其宗，其根本就是漢字六書：

象形、指事、會意、形聲、轉注、假借。喪失了這個特性，漢字也就失去了魂魄，中國人也就不會再有天賦的形象和抽象思維。比如今天人們常說「我很窮」，其實他的意思是「我沒錢」，「我很貧」。在古代「窮」是走投無路的意思，比如「山窮水盡」、「窮途末路」。當現代人把「窮」當「貧」並習以為常，閱讀古文就開始鬧笑話，以自己淺薄粗鄙的思想去揣測古人。古人云「窮且益堅，不墜青雲之志」。成語有「人窮志短」。有人就把「窮」翻譯或理解成沒錢。再說「貧」字，本是沒有財貨的意思，可是北京人把愛說話、話多的人叫做「貧嘴」。一多一少為何扯在了一起？根源在於「貧」、「賤」兩個字經常連用，慢慢地人們就把賤與貧劃上等號。貧嘴的意思就是賤嘴，白給的，不尊貴。比如「捨」和「得」本來是反義詞，現在人說捨得、不捨得，結果是把反義詞「捨」、「得」合併，成了「捨」的意思。類似的還有「輔佐」。「輔」是支持，「佐」是反對，為人臣既要逢迎，也要諍諫。可是現在反義詞「輔」、「佐」完全變成了支持，慢慢的人們把「佐」也當成了支持。平常人們烹調用佐料，意思就是與食物性味相反的調料。

一百個成年人裡面有九十個知道中國的英文是China，還有很大一部分人知道china是瓷器的意思。但是有九十個不知道中國為什麼叫「中」，不知道「華」是什麼意思。我做過很多調查，比率基本如此。

作為中醫大夫，我的工作是恢復、喚醒人的自癒能力。作為中醫老師，我的任務是對外輸出我們的思想和價值觀，對內恢復和喚醒國人的自信和自尊。中醫學是中國古人的智慧結晶，其傳承於世，主要靠師徒間的耳提面命、口傳心授。其次，靠形諸文字的經典著作。後輩晚輩若無福緣得到明師的點撥而悟道，那就只能靠讀書來學習、理解、掌握古人的思想。

本來就有詞不達意一說，以語言文字表達的思想，本身就有很多問題，因為意在言外的東西很多。且不說古人的書簡、文章在傳抄過程中出現錯訛、散佚、顛倒，單是文字本身隨著時間、地域的變化產生演變，就會導致古今字義、詞義很多明顯的不同。這就使我們透過讀書來掌握古人精神智慧變得很艱難。

艱難也沒辦法，翻譯英文，那就偷懶不得，確確實實地要求落實詞義，只能從識字、明義、會意、悟道幾個基本步驟去愚公移山。笨人用笨辦法。我基本上是從與中醫有關的似是而非的同義詞和近義詞入手，辨析字義、詞義。我不喜歡腐儒的尋章摘句，羅列資料，毫無主見的訓詁方法，而是為了臨床教學實用，獨立思考、辨析，選擇我認為對的解釋。

去年，我的專欄題為「咬文嚼字」，在《中國醫藥報》連載。這要感謝金亮小師妹溫柔的督促，使我這個天性懶散的人一週交一次作業，一年下來，集腋成裘，竟有五十篇。由思考落實到文字的過程，又使我靈感突現，明白了很多字的含義。在報紙上發表，限於篇幅，未能盡意。今年我又修改、潤色、翻譯，增加了篇幅，使得文章更通俗易懂。感謝王倩引見了立品圖書，同氣相求，也就有了此書的出版。

中醫啟蒙由認識漢字開始，中華文明的復興從振興中醫開始。信此言不為過，願就教於有道者！

徐文兵　丁亥年夏至日於北京龍頭公寓

目次

002 推薦序 十年磨一劍，厚積薄發的成果 龍致賢
005 推薦序 實踐、認識、再實踐、再認識過程的體現 張曉彤
007 推薦序 寓醫理於文字，寄養生於語詞的佳作 朱樺、徐富昌、賴貴三
009 自　序 中醫啟蒙由認識漢字開始

【第一輯】從健康談起

022 健康。中國人的健康理念源於中醫的氣血理論，也就是氣足有力為「健」，經絡通暢順達為「康」。
027 腠理。「腠」是肉眼不可見的表皮間隙，「理」是肉眼可見的表皮紋路。
032 皮膚。「皮」是表皮，「膚」是皮下覆蓋的組織，即介於皮肉之間的組織。

036 肌肉。
「肌」是繃緊、剛硬、出力的肉，
「肉」是鬆弛、放鬆、柔軟的肌。

041 膏肓。
膏戶就是骨髓。「肓」的質地柔軟，在皮下位置相對較淺。
「膏」的質地相對堅硬，位置較深。

046 脂肪。
「脂」是固體的油。「肪」是肥厚、成塊的硬脂。

051 饑餓。
「饑」是吃食不足、不夠的意思。
「餓」字从我，描述的是一種主觀感覺，也就是想進食的欲望。

057 乾渴。
「乾」描述客觀狀態，指人體內缺乏津液。
「渴」表示主觀願望，是想喝水的感覺。

062 消化。
「消」表示的是量變，同一種物質的量減。
「化」的意思就是轉化，是質的變化，新的物質的化生。

【第二輯】從性命談起

目次

068 **性命。**

「命」是口令，是天造地化，不以人的意志為轉移的。
「性」是心生，即活著的心，
包括情感、意識、思想、智慧、記憶等。

073 **精神。**

「精」是有形的物質，是化生氣和神的基礎。來自父母的「精」
在結合的一瞬間，就誕生了新的生命「神」。

078 **魂魄。**

控制無形的能量、思想、意識、情感、智慧的神叫做「魂」；
控制有形的身體，
影響人的飢渴、排泄等諸多本能的神叫做「魄」。

085 **思想。**

「思」是自思，也就是考慮自己的事。
「想」是相思、他願，也就是考慮自身以外的事情。

090 **意志。**

「意」和「志」都是「憶」的結果。
「憶」就是思考，憶的結果是意，被保存的記憶是志。

095 **安定。**

「安」有保全、穩定、靜謐的意思。
「定」是相對靜止、不變不動的意思。

100 **寧靜。**

「寧」从宀从心从皿从丁，組合起來表述了一種安居、足食、子
歸、心安的狀態。

104 **驚悸。**
「驚」是指人的心神突然受到刺激、襲擾以後出現的張惶失措狀態。「悸」是能感覺到自己快速的心跳的意思。

108 **怔忡。**
「怔」是停頓的意思。「忡」是突然啟動、加快的意思。
怔忡兩字連用，是心跳忽快忽慢、忽起忽落的意思。

112 **焦慮。**
「焦」是火燒火燎般的急躁。「慮」是企盼、期待將來發生的事情。「焦慮」是急切地企盼將來發生的事情。

116 **煩躁。**
「煩」是發熱、頭疼的意思。
「躁」則是手足亂動，不得寧靜的意思。

121 **悲哀。**
「悲」是心情、心意因違逆、分離、決裂而痛苦。
「哀」是因為心願不能實現滿足而痛苦。

124 **愧疚。**
「愧」是心中有鬼，內心有負面、陰暗的精神、情感、情緒。
「疚」是心病日久以後產生的自責和罪惡感。

128 **疑惑。**
「疑」是不信，確切地說是相信其相反的那一面。
「惑」是一種不確定的心態，
面對多種選擇而不知所措、猶豫不定。

目次

133 憂愁。
「憂」是擔心、恐懼將來要發生的事。
「愁」是一種無能為力、無可奈何的心態。

138 怨恨。
「怨」是在所願不得、所欲不遂以後出現的失望、不滿情緒。
「恨」是遭受傷害以後出現的想報復、反擊的心理情緒。

143 疼痛。
「疼」是急性的、持續時間短的、淺表的、開放發散的、尖銳刺激的疼痛。「痛」是慢性的、長久持續的、深入的、憋脹的、鈍挫的疼痛。

150 癲狂。
「癲」指病入頭腦，行為、語言、思想顛倒、錯亂。
「狂」从犬从王，是喪失人性、稱王稱霸之意。

【第三輯】從疾病談起

158 疾病。
「疾」从矢，指人中箭，本意是急性病。
「病」是加重的疾，即病是急性轉為慢性的疾病，或者是深部的、不容易治療的疾病。

163 創傷。
「創」指金屬利刃導致的損害，程度深達肌肉。
「傷」在表皮，一般可以不用治療。

167 瘡瘍。
傷在皮膚，出現感染後，傷口比較淺感染比較薄，稱為「瘍」。
創在肌肉深處，感染以後脈血瘀積較深，
同時伴有紅腫熱痛，稱為「瘡」。

171 癰疽。
「癰」是皮下肌肉組織間氣血、膿液匯聚，形成的腫脹隆起。
「疽」是癰的演變、惡化、深入，
由體表皮膚、肌肉發展到筋膜、骨髓。

175 咳嗽。
「咳」是肺氣上逆，「嗽」是食氣上逆。
咳屬於呼吸系統的問題，嗽屬於消化系統的問題。

180 哮喘。
「哮」是由於呼氣受阻、擠壓，產生的高頻、尖銳的聲音。
「喘」是吸氣節奏加快。

185 肥胖。
「肥，多肉也。」形容肌肉豐滿，體型大，並非指脂肪多。
「胖，半體肉也。」本意是古代祭祀時奉獻的半扇肉，後引申為
寬大。

189 癥瘕。
「瘕」指邪氣剛剛開始聚集，時聚時散，遊走不定的狀態。
「癥」含有有徵可循的意思，也就是弄假成真，由瘕而癥。

目次

193 積聚。
「積」是陰寒能量凝結而成、深入臟的腫瘤結塊，固定不移，痛有定處。「聚」是陽熱能量凝聚而成的無形邪氣，時聚時散，痛無定處。

198 疥癬。
「疥」像鑽入人體的寄生蟲之形，現代醫學稱之為疥蟲。「癬」直接由苔蘚變化而來，喻指由真菌感染，導致的接觸性傳染病。

202 痞滿。
「痞」形容上下隔絕不通，出現的陰精不化，陽氣不升，或陽氣上亢，陰寒下凝的否的狀態。

207 眩暈。
「眩」的本意是眼前發黑，視物不清。「暈」的本意是太陽、月亮周圍的光環，後來泛指環繞運動、波動，作為自我感覺的症狀而言，就是起伏不定、旋轉。

【第四輯】從膾炙談起

214 膾炙。
「膾」是生肉的意思，有的肉適合生吃，但好吃難消化，所以切得愈細愈好。「炙」是肉在火上烤的意思，趁熱吃的話，味道鮮美，也好消化。

219
膏粱。
「膏」是指白色的固體和半固體的動物油脂、肥肉。
「粱」是精米、細糧。膏粱厚味吃多了，會生富貴病。

224
糟糠。
「糟」是陳年的糧食。「糠」是糧食剩下的外殼或者表皮。
無論膏粱還是糟糠，都是飲食偏頗，時間久了，就會導致疾病。

229
毒藥。
「毒」的本意是偏，特指藥物的本性、特性、偏性，
與「藥」是同義詞。

234
性味。
「性」是指藥物的寒熱性質，或使人熱，或使人冷。
「味」也是以人為本的主觀指標，
同樣把紛繁複雜的藥物、食物變得簡單明瞭。

246
歸經。
「歸」指歸屬，指藥物作用的歸屬。
「經」指人體的臟腑經絡。歸經指對藥物作用的定位。

250
炮炙。
「炮」是把食物包裹起來放到火裡烤。
「炙」是把肉放在火上，利用火燄頂端直接接觸食物，
以及其輻射和上炙的熱氣炙烤。

【第一輯】

從健康談起

健，从人建聲，建兼義，此為形聲兼義，發音與「建」相同，含義是有力的。健，強有力也。五達謂之康。氣足有力為健，經絡通暢順達為康。

健康。

經絡、氣血停滯、經絡不通、疼痛、麻痺、癌瘤

現在人們都在說「健康」，還衍生出了「不健康」、「亞健康」等詞彙。大多數人模模糊糊知道健康就是好的意思，其他的就不予深究了。其實，仔細分析一下健康的含義，便能理解古人有關身體或心理、精神的理念，也不至於將其只對譯成英語的health或healthy了。

「健」，从人建聲，建兼義，此為形聲兼義，發音與「建」相同，含義相近。「建」是動詞，是會意字，从廴（音同「引」），有引出的意思；从聿，意為律。《說文》：「建，立朝律也。」後來引申為創造、設立。「建」的背後就是能力和能量，所以凡是用「建」加上其他偏旁組成的字，大多含有有力的意思，比如「腱」是堅韌有力的筋，腱子肉就是繃緊出力的肌肉；「犍」是力大無窮的公牛；「鍵」是金屬製的堅固有力的關轄，固定門或者車軸等等。

「健」从人从建，含義是有力的。《增修互註禮部韻略》：「健，強有力也。」可以作形容詞，比如杜甫《兵車行》：「縱有健婦把鋤犁，禾生隴畝無東西。」方苞《左忠毅公逸

事》：「健卒十人。」魯迅《悼楊銓》：「何期淚灑江南雨，又為斯民哭健兒。」

「健」也可以作副詞，含義是有力地，比如「天行健，君子以自強不息」，健步如飛、健在、健壯、健美、健碩等。「碩」是塊頭大，「健」是有力量。

在使動用法中，「健」可以作動詞，含義是「使之健」，也就是使之有力的意思。比如我們常說的健身、健體、健胃等等。很多人胃腸蠕動呆滯緩慢，常常出現宿食不消、心下痞硬、口臭咽痛、噯腐吞酸的症狀，使用消食化積的藥物，或者予以點穴針刺，能夠使胃腸得氣有力，生動活潑起來，所以叫「健胃」。力源於氣，有力者源於有氣。元氣足則神明健，穀氣足則體健。「健」的反義詞應該是「痿」或「廢」，垂頭喪氣、委靡不振一類的。

當然「健」還有擅長的意思，比如健談、健忘。這裡就不是有力量的意思了。

「健」有個同義詞是「伉」，發音同「抗」。《說文》：「健，伉也。」「伉」有匹敵、抗衡、亢奮、有力的意思。《史記．仲尼弟子列傳》：「子路性鄙，好勇力，志伉直。」意思是說，子路性情粗俗，好鬥逞能，有暴力傾向，志向高亢、執拗。再比如《漢書．宣帝紀》：「選郡國吏三百石伉健習騎射者，皆從軍。」《宋史．列傳》：「選軍中伉健者千人，令仁美領之，屢入敵境，戰有功。」「伉」、「健」同用，意思是堅強有力。想體會「伉健」的感覺，就去看看戰馬出征前不斷咆哮、跳躍、刨蹄的樣子，以及戰士衝鋒前摩拳擦掌、躍躍欲試的樣子。

「伉健」顛倒過來就是「健伉」，歷史上也有這麼用的。《武經總要》：「義軍之守邊，最為健伉，習知山川道路，每蠻寇至，不計遠近掩殺，官軍守險策應而已。」所以我懷疑今天說的「健康」，其實就是古代的「健伉」，也許是以訛傳訛，發音和字義都有了變化所至。

「康」的含義是五個方向的道路都通暢。《爾雅．釋宮》云：「一達謂之道路，二達謂之歧旁，三達謂之劇旁，四達謂之衢，五達謂之康，六達謂之莊，七達謂之劇驂，八達謂之崇期，九達謂之逵。」古人命名一路暢通為「道路」，一分為二有分岔叫做「歧」，十字路口通達四個方向叫做「衢」，通達五個方向就叫做「康」，通達六個方向叫做「莊」，通達九個方向叫做「逵」（馗）。人們常說的「康莊大道」就是通達各個方向的道路。所以「康」的含義就是有路子，行得通。

俗話說：「要想富，先修路。」道路通暢了，物質和能量才可能交換、交流。各個方向的道路通暢了，才有更好的選擇餘地，才能得到最有價值的交流，最終達到平衡。從治國來講也是如此。《漢書．宣帝紀》云「上下和洽，海內康平」，就是說官方和民間交流順暢，百姓之間也有多種管道交流、通商，這樣人心就平衡了。《釋名》：「康，昌也，昌盛也，車步並列並用之，言充盛也。」《謚法》中說：「淵源流通曰康，溫柔好樂曰康，安樂撫民曰康，合民安樂曰康。」

人的身體想維持正常的運轉也是如此。中醫認為人不僅有肉眼可見的血在血管裡流動，還有一種無形的能量，也就是氣（炁，指元氣），它在體內蓄積、流動，且流動是有規律的，有著各自的節奏、方向、時間。這種能量流動經過的路線稱之為「經絡」，大路為「經」，小徑為「絡」。人的先天之氣，由精化生，蓄積在丹田，流行運動在奇經八脈之中，最重要的任督二脈最終注於腦，營養神明。後天之氣起於中焦，由水穀化生，兼併呼吸之精氣，由肺而起，逐次按時行於十二正經，循環往復，並且散布於三百六十五個小的絡脈之中，覆蓋滲透全身。

《靈樞．邪氣藏府病形》：「十二經脈，三百六十五絡，其血氣皆上於面而走空竅。」如果經脈不通，或者絡脈不暢，人的氣血運行就會停滯，輕則出現疼痛，重則出現麻痺，久而成患，出現地方割據，也就是不受中央（心神）節制的自我膨脹，形成癌瘤。

以任脈而言，上下交通，水火既濟稱為「泰」；而任脈鬱阻，上下隔絕不通，上熱下寒，稱為「痞」（否）。我們常說的「康泰」，就是人體的經絡上下交通，五路旁達的意思。而「康寧」就是經絡通暢，神魂得歸，能藏於心中的意思。

「康」的反義詞應該是「塞」、「阻」、「絕」、「斷」，反正就是不通。

總而言之，中國人對身體好，也就是健康的理念源於中醫的氣血理論，也就是說，氣足有力為健，經絡通暢順達為康。徒有氣而經絡不通，人會暴躁、疼痛，氣沖牛斗，血溢脈外，或出現登高而歌、棄衣而走的瘋狂也未可知。經絡通暢而無氣力者，就像缺乏營養的嬰兒一樣，難免夭折。心理、精神健康不但要有心氣、有動力，還要想得開、想得通。現在大多數精神疾病的患者，不是沒心氣，壓抑過度，喪失欲望，做什麼都沒意思，包括活著，就是想不開，鑽牛角尖，一根筋，一條路走到黑。不是不健，就是不康。

想讓外國人明白中國的健康概念，恐怕難以找到相應的字詞達意，非得讓他們學習中醫理論不可了。

腠理。

臟腑氣血、三焦、足太陽膀胱、皮膚、皺紋、外邪

在中學的時候我們就知道了「腠理」一詞，在《韓非子．喻老》扁鵲見蔡桓公一段中，扁鵲曰：「君有疾在腠理，不治將恐深。」後來扁鵲又說：「疾在腠理，湯熨之所及也。」教科書解釋說，「腠理」是皮膚紋理，讓人感覺「腠」就是表皮的意思。後來上大學學習《內經》，接觸了更多的相關詞彙，發現那種解釋不太確切，有必要深入研究一下。

「腠」發音同「湊」，含義也相近，有時也通假互用。「湊」的本義是水流匯聚的意思，引申為聚集，相關的詞彙有「湊集」、「拼湊」、「湊合」等等。「腠」用「肉」代替「水」作偏旁，意思是皮肉聚集。從宏觀的角度來講，就是單個細胞簇擁在一起，形成了覆蓋全身的細膩表皮。但是從微觀上看，每個細胞彼此之間有細微的間隙，這些細胞和它們之間細微的縫隙就是「腠」。中醫研究細緻入微，常常涉及肉眼看不見的外部虛邪、體內真氣，所以也研究到了人體微觀結構，所以產生了「皮腠」、「肌腠」、「腠理」等詞彙。

「理」的本義是順著玉石的自然紋路治玉。《說文》：「理，治玉也。」作為名詞的

「理」，就是指玉石的自然紋理，也就是裂隙所在。人體不是天衣無縫，人肉眼所見的表皮上有寒毛孔和紋理。這些紋理就是細胞之間的間隙、接縫連接拼湊而成；紋理所在也就是間隙所在，也就是腠之所在。中醫有「粗理」、「細理」、「小理」、「膲理」等詞彙。

簡單地說，腠是肉眼不可見的表皮間隙，理是肉眼可見的表皮紋路。

有人把寒毛孔解釋為腠理，是不確切的。寒毛孔是孔，是水液、毛髮出入、生長之處，中醫另有命名，如「鬼門」、「玄府」、「汗空」等等。腠理是隙，更加細微，是無形的邪氣、正氣出入之處。道家和中醫全面看待事物，既看到有也看到無，既看到實也看到虛。比如兩座大山是實、是有，而兩座山之間的谷，就是虛、就是無。離開了實體，虛空不存在；光看到實體，不研究虛空，則無法全面反映客觀現實。所以理解腠理和理解中醫的經絡是一樣的。一九六〇年代初，朝鮮生物學家金鳳漢博士發表了《經絡系統的研究》，宣稱發現了經絡實體，即所謂的「鳳漢實體」，事實證明這種淺薄的變虛為實的妄想不過是場騙局，結果以當事人自殺謝罪收場。

腠理作為人體組織的一部分，與體內臟腑氣血有密切的關係。《素問・陰陽應象大論篇》謂：「清陽發腠理，濁陰走五藏。」意思是說清輕無形的能量通行在腠理之間，沉澱有形的物質儲存在五臟之中。

《靈樞・論痛》指出，人體「筋骨之強弱，肌肉之堅脆，皮膚之厚薄，腠理之疏密，各不同」。腠理的疏密與三焦元氣和主一身之表的足太陽膀胱有密切的關係。《靈樞．本藏》：「三焦、膀胱者，腠理毫毛其應」，「密理厚皮者，三焦膀胱厚。粗理薄皮者，三焦膀胱薄。疏腠理者，三焦膀胱緩。」隨著年齡的增長，元氣、腎陽衰減，腠理也變得稀疏。《靈樞．天年》：「四十歲，五藏六府十二經脈，皆大盛以平定，腠理始疏，榮華頹落，髮頗斑白，平盛不搖，故好坐。」

《金匱要略．臟腑經絡先後病脈證》：「腠者，是三焦通會元真之處，為血氣所注；理者，是皮膚臟腑之文理也。」《醫宗金鑑》注解為：「腠者，一身空隙，血氣往來之處，三焦通會真元之道路也。理者，皮膚藏府，內外井然，不亂之條理也。」佛家說人體是個臭皮囊，可是活人是個充氣的皮囊。充斥在體表甚至散發到體外的氣，中醫叫做「衛氣」，是保衛、護持的意思。衛氣的來源一是人體元精所化，透過三焦散布到腠理，二是水穀經過消化，加上呼吸的清氣，透過肺的宣發，散布在體表。

這種氣，普通人看不到，但是可以感覺到。比如我們常說的喜氣洋洋、殺氣騰騰、死氣沉沉、英氣逼人、滿臉晦氣等描述的就是這種感覺。有的人一見鍾情、一見如故是同氣相求、同聲相應的緣故。獵犬能夠追蹤罪犯，是因為牠能聞到這種氣味。烏鴉能聞到將死之人的氣，所以會在病人家附近盤旋，故被認為不祥。中醫針灸經絡的三百六十一個穴位，都依其氣象而命名，突起的叫做腧、陵、丘、墟、突，凹陷的叫做穴、井、溝、谷、谿，回流的叫淵，平靜的叫池，波瀾壯闊的叫做澤、海，生動活潑的叫做泉。如此這般，不一而足。《史記．扁鵲倉公列傳》記載，扁鵲在隨長桑君學習中醫以後，練就了「視見垣一方人」，也就是可以看見牆那邊人的功夫，才出師為人看病，能「盡見五藏癥結」。中醫講的「望而知之謂之神」，就是指這種望氣的能力。否則人們就不會理解扁鵲為什麼站了一會兒看了幾眼，就能診斷出蔡桓公的疾病。

腠理的開合則受衛氣的控制，因內外環境的變化而變化。《靈樞．本藏》言，衛氣能「溫分肉，充皮膚，肥腠理，司開闔」，還說「衛氣和，則分肉解利，皮膚調柔，腠理致密矣」。《靈樞．脈度》謂：「其流溢之氣，內溉藏府，外濡腠理。」分肉是肌肉間隙，腠理是表皮縫隙，肥是飽滿充盈的意思。如果把細胞比做山的話，腠就如同兩山之間的山谷，理就是多個山谷連接成的溝壑。腠理肥，則間隙小；腠理疏，則間隙大。大多數女性關注的皺紋問題，其實就是元氣或者說衛氣不足，導致皮膚失去彈性，腠理疏鬆所致。與其去做手術拉皮，打肉毒桿菌殺死神經，搞一張沒有表情的面具鬼臉，不如溫熱丹田，涵養元氣，疏通三焦，充盈皮膚。

外部環境寒熱變化，影響腠理開合。《靈樞．五癃津液別》謂：「天暑衣厚則腠理開，故汗出……天寒則腠理閉，氣濕不行，水下流於膀胱，則為溺與氣。」

內部環境，特別是心境也會影響腠理開合。《素問．生氣通天論篇》謂：「清靜則肉腠閉拒，雖有大風苛毒，弗之能害。」

腠理是體內真氣外散之處，也是外邪入侵之處。《靈樞．百病始生》說：「是故虛邪之中人也，始於皮膚，皮膚緩則腠理開，開則邪從毛髮入，入則抵深……」所謂虛邪就是無形的邪氣，也就是肉眼看不見的細微邪氣。俗話說：眼見為實。肉眼能夠看到的，包括借助顯微鏡能看得到的細菌、病毒都是實邪。虛邪能夠從看似無縫致密的腠理侵入人體。

《素問．皮部論篇》說：「邪客於皮則腠理開，開則邪入客於絡脈，絡脈滿則注於經脈，經脈滿則入舍於府藏也。」《新修本草》序：「幾纏膚腠，莫知救止。漸固膏肓，期於夭折。」

就防病而言，腠理致密，開合自如是關鍵因素。就治病而言，疾在腠理，早期治療至關重要。成語「防微杜漸」，可以作為腠理的一個很好的注腳。

皮膚。

寒戰、發抖、膚脹、肺、脂肪瘤、脂漏性落髮、青春痘、皺紋

把「皮膚」翻譯成英文，很簡單，就是skin。但是仔細想想，那只是皮的意思。「膚」與「皮」是同義詞還是近義詞？有沒有區別呢？如果有，區別又是什麼？搞清區別對中醫臨床又有什麼意義？

回答是肯定的，「皮」與「膚」只是近義詞，有區別。《靈樞．口問》載：「黃帝曰：人之振寒者，何氣使然？岐伯曰：寒氣客於皮膚，陰氣盛，陽氣虛，故為振寒寒栗，補諸陽。」意思是，黃帝問：「人不停地發抖、打寒戰是什麼原因？」岐伯回答：「是因為外來的寒氣侵襲停留在皮膚之間，人的陽氣不足，所以會打寒戰、起雞皮疙瘩，治療應當補各個陽經。」我之所以把它翻譯成皮膚之間，而不是皮膚表面，原因在於寒氣侵襲皮的時候，人只會感到惡寒，對風冷特別敏感，加衣被、關門窗仍不足以抵禦，而進一步深入到了皮膚之間以後，就會出現寒戰、發抖的症狀。

《靈樞．水脹》載：「黃帝曰：膚脹何以候之？岐伯曰：膚脹者，寒氣客於皮膚之間，

鼟鼟然不堅，腹大，身盡腫，皮厚，按其腹，窅而不起，腹色不變，此其候也。」意思是說，黃帝問：「膚脹會出現什麼症候？」岐伯說：「膚脹是因為寒氣停留在皮與膚之間，就像充氣皮球一樣，身體腫脹，皮顯得很厚，按肚子就凹陷，半天不會恢復，肚皮顏色沒有異常，這就是它的症候。」這裡明確提出了皮與膚存在「之間」，可見皮與膚是不同的。

「皮」就是表皮，覆蓋身體表面，是與外界直接接觸的人體組織，同時也是毛髮生長的地方。著名的成語「皮之不存，毛將焉附」，說的就是皮毛的關係。「膚」，說白了就是皮下覆蓋的組織，也就是皮下脂肪、津液毛囊、汗腺，也就是介於皮肉之間的組織。

「皮」與「膚」只是近義詞。例如人們常說的「膚淺」、「切膚之痛」、「體無完膚」，在這裡「膚」就是表皮的意思。而「肌膚之親」，就是說比表皮的接觸更深的關係。不能因為「皮」、「膚」經常連用，就說「膚」就是「皮」的意思。《詩經．衛風．碩人》有句話形容美女：「手如柔荑，膚如凝脂」。柔荑，植物初生的葉芽，形容女子的手白嫩修長。凝脂，就是如同凝固的白脂，形容女子的皮下脂肪充盈潤澤，吹彈得破。後世白居易也有類似的詩句：「春寒賜浴華清池，溫泉水滑洗凝脂。」之所以說「膚如凝脂」而不說「皮如凝脂」，原因在於兩者位置深淺不同。如果皮下無膚的話，那就是美人遲暮，變成雞皮鶴髮，皺紋叢生了。

《易經．夬卦．九四》爻辭曰：「臀無膚，其行次且」，也就是說屁股沒脂肪的人，走在路上都不好看。如果把「皮」、「膚」理解成同義詞的話，這句話就不好解釋了，屁股上怎麼會沒有皮呢？現代人用「豐乳肥臀」概括性感體態，描述的就是健康的皮、膚、脂、肉充盈的身體。

《孟子．告子下》有句名言：「天將降大任於斯人也，必先苦其心志，勞其筋骨，餓其體膚，空乏其身，行拂亂其所為。」能被餓瘦的只有皮下的脂肪和肌肉，皮是不會因為飢餓而減少的，最多也就是皮包骨。

《素問．五藏生成篇》：「臥出而風吹之，血凝於膚者為痹，凝於脈者為泣，凝於足者為厥，此三者，血行而不得反其空，故為痹厥也。」意思是說，睡覺的時候，外感風寒邪氣，導致血液循環不良，凝滯在皮下也就是膚的部位，就會出現麻痺症狀，凝滯在血管裡面就成了瘀血，凝滯於下肢就會雙腳冰冷。這三種情況都是因為血液循環不良，局部缺血，導致了麻痺和體溫下降。這裡的膚也是在皮下，皮下出血導致瘀斑黑青，甚至局部麻痺。

《靈樞．經水》載：「黃帝曰：夫經脈之小大，血之多少，膚之厚薄，肉之堅脆，及膕之大小，可為量度乎？」皮是薄薄的一層，談不上厚薄。膚就不同了，營養充足，三焦功能正常，脂肪堆積多，膚就厚，反之則薄，甚至會沒有膚的存在。我的一個患者絕過食。是真的絕食，不吃飯，光喝水的那種。後來虛脫昏迷，因此有了很多後遺症，消化不良，心跳過緩，腹寒腹痛，即便在夏天也裹著五〇五元氣袋，不然就腹瀉。他的皮很鬆，皮下沒有脂肪，一捏就能提起來。我經常拿他做例子，告訴學生這就是典型的有皮無膚。

《靈樞．順逆肥瘦》：「年質壯大，血氣充盈，膚革堅固，因加以邪，刺此者，深而留之。」意思是說，對於成年人而言，皮糙肉厚，氣血充盈，膚堅脂肪充盈，同時被外邪入侵者，可以深刺，留針時間長一些，反之只能淺刺，或者只用皮針。

《傷寒論》中有個方子叫做豬膚湯，如果僅僅根據字面理解，找塊豬皮就得了，其實應該是帶脂肪的豬皮。豬油也叫大油，滋陰的效果非常好。體會不了凝脂意思的人，可以炸點兒豬油，待凝固以後看看，體會一下那種白皙、細膩、光澤的模樣。

按照中醫理論，肺主皮毛，而肺與大腸相表裡，表皮的問題應該從肺氣、衛氣著手解決，一般不涉及營血。膚的問題直接隸屬於三焦、心包；膚與在三焦中運行的體液有密切的關係。有的人沒有膚，但是有的人卻渾身長滿了脂肪瘤，疙疙瘩瘩的，雖然不會痛，但是很硬。我一般用化痰散結的方法治療這種膚病，用皂刺、橘絡、絲瓜絡、南瓜子，效果很好。

其他常見的脂漏性落髮、青春痘，問題也出在膚，油脂代謝的毛病，源於心包之火和三焦痰濕，非關肺事。少女皮膚滑嫩輕透，吹彈可破；中年婦女面焦髮墮，皺紋叢生，也是膚的問題，涉及三焦和元氣。了解這一點，中醫美容才會有理論基礎，治療也才更有效果。

現代人皮、膚不分，到處都在宣傳護膚、換膚、嫩膚，其實他們都是在說皮的事情，膚的問題只能靠內部解決。

肌肉。

肌肉纖維化、壓迫神經、胃痙攣、息肉、癌瘤、陽痿

「肌」和「肉」是近義詞，不是同義詞。《黃帝內經》開篇《上古天真論》有這麼一段話：「黃帝曰：余聞上古有真人者，提挈天地，把握陰陽，呼吸精氣，獨立守神，肌肉若一，故能壽敝天地，無有終時，此其道生。」既然說「肌肉若一」，也就表示「肌」和「肉」非一。

道家的哲學不僅注重物質本身，更關心物質的運動狀態。因為本質相同的物質，會因為運動速度、方向的不同，表現出不同的狀態、結構。所以古人造出不同的字來描述處在不同狀態下的同一物質。

同樣是人，活體叫身，死了就叫屍；同樣是花，初生曰蕾，未綻曰苞，盛開曰花，凋落曰謝；同樣都是由碳元素構成，金剛石和石墨就有本質的區別；同樣是水，遇寒凝固的叫冰，遇熱液化流動的叫水，過熱蒸騰的叫汽；雖然同為一江水，但是在三峽不同的位段，緩急不同，因此蘊涵的能量「氣」就不同，沏出的茶也不同，所以就有了王安石三難蘇學士的

故事。普通人飲水只關心物質層面上的東西，比如微量元素、酸鹼度，古人則關心水中蘊涵的能量，是靜止不動的一潭死水，抑或波瀾不起的井水，還是奔騰踴躍的泉水，或是連綿不絕的長流水，其內在性質不盡相同，所以在煎煮中藥時用水就特別講究。比如甘瀾水，也稱為勞水、揚泛水、甘爛水，是用勺或瓢等物將盛器中的水揚起千萬遍，等盛器中的水出現大量的小水珠時才成。古人認為水本來的性質是陰寒重濁，揚過之後，水的性質就會有所變化，變得陽動甘清輕，因此用這樣的水煎藥就有著特殊的效果。《金匱要略》指出，用茯苓桂枝甘草大棗湯治療發汗後，臍下悸者，欲作奔豚之症。《靈樞．邪客》說，半夏秫米湯治療陽盛於外、陰虛於內、陽不入陰的目不瞑症，用甘瀾水煎藥，則是取其引陽入陰之功效。

「肉」的內涵要廣泛一些，不光指動物的肌肉組織，也泛指蔬菜、瓜果、初生樹木皮下肥厚的纖維組織。《齊民要術．種竹》：「取筍肉五六寸者。」常用的中藥龍眼肉、山萸肉就是取其皮殼裡、果核外的果肉。另外古代祭祀用的玉璧，形狀像一個中間有圓孔的圓盤，兩個同心圓中間的玉體也被稱為肉，大概和古人認為神以玉為食有關。

先秦時期，「肌」表示人的肉，「肉」表示禽獸的肉。《說文》段注：「胾，大臠也。謂鳥獸之肉……人曰肌，鳥獸曰肉。」《漢書．魏相丙吉傳》：「介之推割肌以存君。」講的就是春秋時期介之推跟著晉公子重耳逃難，在沒飯吃的時候，把自己大腿上的肉割下來煮了給重耳吃。

後世「肌」、「肉」混用，都可用於人。「肉」的使用範圍仍然廣泛，幾乎泛指人的所有軟組織。「肉」也就是「月」，成為一個偏旁部首，所有涉及人體組織的字，都會用它。

除此以外，「肉」還作形容詞和副詞使用。形容質地柔軟、性情柔順、行為懦弱，比如「肉瓤兒的西瓜」。有人開車反應慢、動作遲緩，常常被稱為「肉」、「真肉」、「肉得慌」、「做事真肉」。做事猶豫不決、拖泥帶水的人，也被稱為「肉脾氣」、「肉蛋」、「肉頭」。也就是說「肉」是「剛硬」的反義詞。

明白了「肉」的這層含義，就不難理解「肌」和「肉」的區別了。簡單地說，肌就是緇緊、剛硬、出力的肉，肉就是鬆弛、放鬆、柔軟的肌。

文武之道，一張一弛。肌肉也是如此。很多人由於長期、過度使肌肉處於緊張狀態，導致柔軟的肉先是成為緇緊的肌，久了變僵硬，進而出現纖維化，嚴重的還會壓迫神經、牽引關節。這些人即便是在身體休息、睡眠的時候，肌肉也是僵硬緊緇的，難以放鬆，繼而影響心理、情緒、精神，出現緊張、焦慮、失眠等症狀。國外風行的所謂健美運動，不論男女，透過特殊飲食和鍛鍊，甚至服用藥物，練出一身誇張的肌肉，有形有稜，似乎很好看，其實是促進肌肉纖維化，加速死亡、衰老的不健康的運動。

長期暴飲暴食、飲食不節的人，會使胃的平滑肌抽搐、痙攣，出現難以癒合的黏膜潰瘍、萎縮，甚至長出息肉、癌瘤。在球場上奔跑過度的人出現的抽筋，也就是肌肉攣縮。服用春藥壯陽，導致陰莖長久充血，陽強不倒。這些都使本來柔軟、溫暖、生動活潑的肌肉，變成生冷堅硬的皮囊。這就是有肌無肉，是肌肉不一的一種表現，古人稱為肌痺或者死肌。

寒性凝滯，受寒以後的肌肉，會出現緊張、僵硬、疼痛，《傷寒論》專設了桂枝湯、葛根湯、芍藥甘草湯、乾薑甘草湯等「解肌」的方劑來治療。對於肌痺、死肌，一般採取活血化瘀、通絡散結的方法治療，《神農本草經》就記載了很多「去死肌」的藥物，比如白朮、烏梅、蛇等等。針刺、艾灸、按摩的效果比內服中藥效果更快一些，靜坐站樁也是輔助緩解緊張的有效方法。

與此相反，那些過於安逸、缺乏運動的人會出現肌肉鬆弛、無力甚至萎縮症狀，尤其在一些癱瘓的病人身上比較常見，古人稱之為肉痿，也就是有肉無肌，弛而不張。陰莖不能勃起，或者舉而不堅，堅而不久，被稱為陽痿。這就是有肉無肌，是肌肉不一的另一種表現。服用補益氣血、升舉陽氣的中藥，加強消化和吸收功能，是治療痿廢的主要手段。配合現代醫學的復健也是有效的方法。中醫的導氣引氣的方法，比如五禽戲、太極拳、八段錦、形意拳等，都有助於恢復元氣，通調氣血。

肌肉在放鬆的時候，經絡通暢，氣、意、神容易溝通，反應迅速，力由足起，氣由脊發，指尖髮梢，纏綿持久，旋轉穿透，勁道極強，進可攻敵，驅疾治病，退可守身，化氣辟邪。而在肌肉緊張的時候，氣血鬱閉，容易激發短暫暴力，傷人也傷自己，更談不上用巧。

回到我們開始說的肌肉若一，其實就是肌肉張弛有度，剛柔相濟。歷代注家在解釋肌肉若一的時候，大多在耍滑頭，顧左右而言他，就是不說肌、肉有什麼不同。王冰引用莊子《逍遙遊》中的話解釋說：「肌膚若冰雪，綽約如處子。」其中「綽」就是舒緩的意思，「約」就是收緊約束的意思，「處子」是少女。老子說過：「專氣致柔，能嬰兒乎？」說的就是這種狀態。得道的真人，藐姑射之山的神人，都能保持肌肉放鬆與緊張的和諧統一，收放自如，故稱肌肉若一。

老子曰：「人之生也柔弱，其死也堅強。萬物草木之生也柔脆，其死也枯槁。故堅強者死之徒，柔弱者生之徒。」引用在此，當作「肌肉」的一個注腳。

膏肓。

骨髓、脊髓、心包、三焦、元氣

「病入膏肓」是一般人耳熟能詳的一句成語，大意是說人快死了，無可救藥了。可是具體地說，膏肓是什麼，在哪裡？知道的人就不多了。

「病入膏肓」出自《左傳．成公十年》，說的是晉景公姬孺，信佞臣，聽讒言，無辜殺害忠臣趙盾的後代趙同、趙括全族。這就是後來聞名世界的《趙氏孤兒》悲劇的原型。兩年後，晉景公夢見一厲鬼，披散著一頭及地的長髮，捶胸頓足，厲聲罵道：「你殺我子孫，不仁不義。我已向天帝訴冤！」說罷，厲鬼毀壞大門和正門而入，就向景公掐撲過來。景公大懼，往內宮奔逃，厲鬼又破戶追入內室。景公甚感恐怖，呼叫而醒。醒後，晉景公即召見桑田巫，巫所卜和景公的夢境完全相同，景公驚懼地問道：「那怎麼辦才好？」巫人說：「恐怕您吃不到新麥，活不過今年夏天了。」

景公的病，一天比一天沉重，於是就遣人往秦國求醫，秦桓公派遣醫緩來晉治病。秦醫未到，景公夢見兩個童子，其中一個童子說：「醫緩是高明的大夫，他來治病，恐怕會傷害到我們，我們躲到什麼地方才安全呢？」另外一個童子回答說：「我們躲在肓之上，膏之下，雖有良醫，能把我們怎樣呢？」醫緩來到晉國，為景公診病後說：「這病已經不可治了。病在肓之上，膏之下，不可以灸攻，用針也達不到，藥力又不能到達，不可治了。」景公嘆道：「唉！太醫診病和我夢境相符，真是神醫！」於是厚禮送醫緩回秦國。

到了六月丙午日時，景公忽然想吃新麥，命令農戶獻麥，並吩咐煮好麥粥。景公忽然想起桑田巫的話，立刻召他入宮，指著麥粥對他說：「你說寡人吃不到新麥，你看這是什麼？」並喝令左右將巫人推出斬首。景公將要取麥粥來吃，頓覺腹部膨脹想大便，急急起身入廁，忽然一陣心痛，站立不住，跌入廁內，溺於糞池中而死。

膏肓就是包裹、保護心臟的脂膜，也就是心包。膀胱經的第四十三個穴位叫做膏肓腧，位於背部第四胸椎棘突下旁開三寸，和心包的背腧穴之厥陰腧緊鄰。心包是心的宮城，心為君主之官，不受邪，心包代受，《靈樞．邪客》：「諸邪之在於心者，皆在於心之包絡。」所以病入膏肓就是病邪侵入到了人體最後一道防線，艾灸火攻、針刺、服藥都達不到，也就是無可救藥了。

扁鵲最後一次見蔡桓公的時候說：「（疾）在骨髓，司命之所屬，無奈何也。」其實膏肓和骨髓是一回事。

《靈樞．五癃津液別》：「五穀之津液和合而為膏者，內滲入於骨空，補益腦髓，而下流於陰股。陰陽不和，則使液溢而下流於陰，髓液皆減而下，下過度則虛，虛故腰背痛而脛痠。」

骨髓、腦髓就是滲入骨內、顱內的膏。膏源於飲食，依賴三焦元氣所化，成液入骨髓。沒有滲入骨內固體的分成兩種，白色、包裹覆蓋臟器的叫做膏，皮下黃色的叫做肓。我們吃螃蟹的時候習慣把公螃蟹體內白色的精脂叫做蟹膏，把母螃蟹的卵黃叫做蟹黃，也是一樣的道理。

飲食中的營養，經過陽明胃腸的消化，有些透過三焦的氣化功能，轉化成膏肓。固體的膏肓蓄積能量，能保溫從而保護臟器。膏肓液化，充盈骨髓腦髓，營養心腦；氣化的膏肓，轉變成能量，溫養臟器。膏肓的代謝，直接隸屬於心包和三焦，心包的背腧穴、三焦的背腧穴外側，就是膏肓腧和肓門。由於普通人奇經八脈不通，靠三焦通行元氣，因此膏肓與元氣的關係也十分密切。一般來講，元氣元陽不足的時候，人體就肥厚，反之則精瘦。三焦氣化功能弱的時候，消化吸收脂肪的功能就差，三焦功能亢進的時候，膏肓分解得快，甚至會出現骨髓枯槁的情況。

具體分析，肓算是半成品，質地柔軟，在皮下的位置相對較淺。膏的質地相對堅硬，包裹臟器，位置較深。如何把肓轉化成膏，進而營養骨髓，是我們面臨的問題。

膏的原穴是鳩尾，也就是調節膏的合成和分解的反應點，位於胸骨柄劍突下，無劍突的人在胸骨下一寸。「膏之下」也可以理解成膏的原穴之下，就是心的募穴巨闕，此穴位置下方是肝臟左葉，歷來禁針，臨床上有針刺不慎刺傷肝葉的報導。但是高手一樣可以用針，一般用涼水潑面，使患者驚懼以後肝葉上提，醫生乘勢進針，這樣既能驅除邪氣，又能不傷到臟器。

肓的原穴是氣海，也就是調節肓的合成和分解的反應點，在臍下一寸半。肓之上也可以理解成肓的原穴之上，就是陰交和神闕。《素問·腹中論篇》：「帝曰：人有身體髀股䯒皆腫，環齊而痛，是為何病？岐伯曰：病名伏梁，此風根也。其氣溢於大腸而著於肓，肓之原在齊下，故環齊而痛也，不可動之，動之為水溺濇之病。」針刺氣海也需要謹慎，免得傷及膀胱、大腸而導致排便異常。

現代人以瘦為美，不惜節食、抽脂，其實這是殘害自身、引邪入膏肓的典型行為。人之所以要長脂肪，一則為了儲存能量，二則為了保溫取暖；當人的臟器寒冷時，人體自動會吸收、合成脂肪，形成膏肓來包裹、覆蓋臟器。可是當人一意孤行，拒絕攝入或武斷吸出脂肪的時候，就是暴露心臟和其他重要臟器於外，招災惹禍。我曾經在電視上看過令人作嘔的抽脂手術，看見黃色的油脂滾滾而出的時候，不禁為這些人感到惋惜。貌似輕巧的剝離，帶來的會是更深的傷害。果不其然，現代西方醫學家發現，做過抽脂手術的人，多數會有排斥反應，少數沒有排斥的，大多陷入深深的憂鬱之中，甚至以自殺結束生命。

還有豐胸隆乳的人，不惜在胸膛填埋異物。其實女性在二十一歲智齒生長，身體發育到達極限之前，透過艾灸氣海，通調沖脈，增加營養，改變穿高跟鞋的習慣，改挺胸為含胸的姿勢，都能促進乳房的發育。過了這個年齡，就別再折騰身體，透過改善氣質，提高修養，培育神韻，一樣可以嫵媚動人，何必傷身勞神呢？

脂肪。

臟器下垂、閉經、鬍鬚稀疏、減肥、月經調理、水腫、肥胖、不孕症

之前介紹過了「膏肓」，這回接著說說「脂肪」。現代的中醫學對此視而不見，幾乎不談了，古人對此則有精確、細緻的論述。

「脂」，和「油」、「膏」、「肓」含義一樣。只不過長在飛禽身上的，或者長在有犄角動物身上的，古人稱做「脂」；長在沒犄角動物身上的叫做「膏」。《說文》：「戴角者脂，無角者膏。」《大戴禮記．易本命》：「有羽者脂。」比如牛羊的油一般叫「脂」，豬油古人稱為「豚膏」。《周禮．考工記．梓人》：「宗廟之事，脂者、膏者以為牲。」其中脂者代表祭祀用的牛羊，膏者代指豬。比如《素問．五藏生成篇》：「青如翠羽者生，赤如雞冠者生，黃如蟹腹者生，白如豕膏者生，黑如烏羽者生，此五色之見生也。」

人身上的油，液體、半固體的叫做「膏」或者「肓」，堅硬的固體被稱做「脂肪」。《禮記．內則》：「脂膏以膏之。」疏：「凝者為脂，釋者為膏。」《詩．衛風．碩人》：「膚如凝脂。」還有我們常說的「搜刮民脂民膏」，說的也就是油水。

「肪」指的是肥厚的脂，一般長在腰部。《文選》李善注引《通俗文》：「脂在腰曰肪。」

曹丕《與鍾大理書》：「竊見玉書，稱美玉白如截肪。」其實肪就是老百姓所說的板油，成塊的硬脂。

脂肪的功能在於儲存能量，保持體溫，固定、包裹臟器，特別是五臟。臟器下垂的病人，如果是六腑或奇恆之腑，比如胃、子宮，單純用補益中氣的方法就能升提矯正；如果是腎臟下垂，那就需要改善脂肪代謝的問題。

現代人時尚以瘦為美，談脂肪而色變。很多人盲目從眾減肥，是內心自卑怯懦的表現。有的女病人減肥減到骨瘦如柴，上下班坐公車都得帶個墊子，不然直接坐在塑膠座椅上就會痛。沒有脂肪的保護，寒氣直中臟腑，這些人病得更重，死得更快。不過對於女性而言，如果飲食不當，脂肪長得過多的話，也會影響生殖功能，不產卵不排卵，甚至閉經。俗話說「母雞肥了不下蛋」就是這個道理。所以，為女性減肥和調理月經是同時進行的。

還有一些肥胖的人，有的長了一身的囊肉，有的患了脂肪肝，有的抽一管血能有半管油。這些人無論如何忌口，就是喝冷水也長肉。其實這是注水肉，水腫罷了。這些人三焦的氣化功能衰弱，無法化脂肪為能量。我一般建議他們除了稍微節制飲食以外，還要早早睡覺，盡量在晚上九點入睡，這正是三焦工作的時間，讓後天意識休息，好讓身體集中能量化解脂肪。

《素問．異法方宜論篇》：「西方者，金玉之域，沙石之處，天地之所收引也。其民陵居而多風，水土剛強，其民不衣而褐薦，其民華食而脂肥。故邪不能傷其形體，其病生於內，其治宜毒藥。故毒藥者，亦從西方來。」意思是說在中原的西面，也就是寧夏、甘肅、新疆一帶，出產金屬玉石，是天地收引的地方。當地居民依山陵挖窯洞居住，氣候多風沙，水質偏硬，土地多鹽鹼。人們不穿絲綢衣服而裹著毛氈，吃得好，皮下脂肪厚，耐風寒，不容易感染外邪。但是往往腸胃出問題，一般給予口服藥治療。

《素問．逆調論篇》：「帝曰：人有身寒，湯火不能熱，厚衣不能溫，然不凍慄，是為何病？岐伯曰：是人者，素腎氣勝，以水為事，太陽氣衰，腎脂枯不長，一水不能勝兩火，腎者水也，而生於骨，腎不生，則髓不能滿，故寒甚至骨也。」意思是，黃帝問岐伯說：「有的人身體冰涼，熱水、火烤、穿上厚衣服也暖和不過來，但是這些人也不怕冷，這是什麼病？」岐伯說：「這些人平素腎氣太熱，耗傷了陰液，熬乾了脂肪。最後腎氣不足，骨髓也減少了，外來寒氣侵入骨髓。」這裡的腎脂，就是包裹腎臟的脂肪，也是能夠滋養生成骨髓的膏肓。

關於人的體形，《靈樞．衛氣失常》還有一段精闢的論述：「黃帝曰：何以度知其肥瘦？伯高曰：人有肥有膏有肉。黃帝曰：別此奈何？伯高曰：䐃肉堅，皮滿者，肥。䐃肉不堅，皮緩者，膏。皮肉不相離者，肉。」大意是說肌肉堅強、皮膚緊繃的叫做肥人；肌肉萎軟、皮膚鬆弛的叫做膏人；皮肉分不開的叫做肉人。

「黃帝曰：身之寒溫何如？伯高曰：膏者，其肉淖，而粗理者身寒，細理者身熱。脂者，其肉堅，細理者熱，粗理者寒。」理是皮膚腠理，縫隙，無論皮下脂肪多寡，反正腠理疏鬆的人容易著涼，腠理致密的人容易發熱。

「黃帝曰：其肥瘦大小奈何？伯高曰：膏者，多氣而皮縱緩，故能縱腹垂腴。肉者，身體容大。脂者，其身收小。」

「黃帝曰：三者之氣血多少何如？伯高曰：膏者，多氣，多氣者熱，熱者耐寒。肉者，多血則充形，充形則平。脂者，其血清，氣滑少，故不能大。此別於眾人者也。黃帝曰：眾人奈何？伯高曰：眾人皮肉脂膏，不能相加也，血與氣不能相多，故其形不小不大，各自稱其身，命曰眾人。」

「黃帝曰：善。治之奈何？伯高曰：必先別其三形，血之多少，氣之清濁，而後調之，治無失常經。是故膏人縱腹垂腴，肉人者，上下容大，脂人者，雖脂不能大者。」

《黃帝內經》中所說的「肥人」，其實就是「脂人」，指的就是體形可能不是很大，但是皮膚緊繃有彈性，肌肉、皮下脂肪堅硬的人。「膏人」就是皮膚鬆弛，肌肉鬆軟，甚至按之會凹陷，有著啤酒肚，臉蛋兒下垂的胖子。「肉人」是體形大，但是上下勻稱，皮膚不緊繃也不鬆弛，也就是皮肉不分離。

一般說來，「膏人」也就是現在所說的胖子，他們多氣少血，這些人容易生熱，耐寒不耐熱。但是這些人陰血化生不足，往往容易掉髮、失眠。特別是沖任陰血不足的時候，胖女人甚至出現閉經，男人有的也會出現鬍鬚稀疏。一般來說，我們透過調理元氣和三焦之氣，化膏肓生陰血，不僅可以治療不孕症，而且也為現代的肥胖症治療開拓了一條新的道路。

「肉人」，體形碩大勻稱，毛髮濃密，在美國常常可以見到這樣的人。這種人來尋求減肥，其實是在減重、減肉。控制飲食，調理脾的功能，採用放血療法，對這些人是有效的。

「脂人」一般說來就是短小精幹形的人，拿破崙、鄧小平似的人物，怎麼吃也不胖，也不長個頭，但是血清氣滑，有著勃勃生機。

國內外現在視油脂如惡魔，各種食品都標明自己不含脂肪。人體又不是試管，你灌進去什麼就有什麼。你不餵脂肪，他一樣會合成脂肪。與其擔心攝入脂肪，提高人體臟腑的功能才是更重要的。

饑餓。

消化功能、胃腸、糖尿病、甲狀腺功能亢進、焦慮、躁鬱症、厭食、憂鬱、口臭、咽喉感染、便祕、磨牙、胃痙攣、胃炎、胃癌、食道

現在「饑」、「飢」多混用，但古時其實兩字意思相異。

「饑」是五穀不熟，收成不好的意思。《墨子．七患》有「五穀不熟謂之饑」的說法。《說文解字》認同這一解釋：「穀不熟為饑。」所謂五穀是中國人播種的五種主要糧食作物，也是中國人的主食，指粟（小米）、稻（大米、粳米、糯米）、麥（小麥，磨成粉就是白麵粉）、黍（黃黏米、黃粱、北方人吃的黃糕粉）、菽（豆類）。作為農耕民族，一旦沒有了糧食，就會陷入深重的災難。《韓非子．外儲說上》中說：「齊嘗大饑，道旁餓死者不可勝數也」。意思是說齊國曾經出現大面積的五穀不熟、顆粒無收的情況，導致無數的人餓死在逃荒的路上。導致饑的原因，有夏天不熱，連綿陰雨，陽光照射不足，五穀無法成熟，當然過於乾旱，莊稼一樣無法灌漿結籽。還有就是戰亂動盪，延遲播種，耽誤農時。水旱蝗災，天災人禍，不一而足。

「饑」的同義詞有「荒」。「荒」是田裡長草，「撂荒」就是放棄耕種，以至於耕田裡

面長滿野草。「破天荒」的意思就是某地累年無人考取功名，如同摞荒一般，突然有人考中，就像荒草裡面長出一棵莊稼。「饑」、「荒」兩個字經常連用。農夫辛苦種的莊稼顆粒無收，農田裡長滿了荒草。有道是：「新松恨不高千尺，惡竹應須斬萬竿。」五穀不熟的話，人們只好去吃荒草、野菜。

「饑」的同義詞還有「饉」。「饉」比「饑」更嚴重，別說五穀不熟，連野菜、樹皮都沒有。「饑」的反義詞是「豐」、「稔」、「穰」，都是穀熟、足收的意思。

另外一個「飢」字則是吃食不足、不夠的意思。《詩．陳風．衡門》注：「飢者，不足於食也。」《荀子．榮辱》：「飢而欲食，寒而欲暖。」說的是人的肚子空了就想吃東西，衣著單薄感覺寒冷就想加衣服保暖。《論貴粟疏》：「人情，一日不再食則飢。」說的是人的一般情況，一天不吃兩頓飯就胃腸空虛了。

「飢」的同義詞有「餒」，也就是氣力不足的意思；「飢」的反義詞則是「飽滿」。《靈樞．百病始生》：「似陽明之積，飽食則痛，飢則安。」意思是說，足陽明胃如果有食積的話，病人吃飽了的時候就會胃痛，而胃排空了就舒服。

「飢」的概念是相對的，指的是攝入食物的質、量不足。比如人肚子空了，光喝水灌個飽，吃瓜果撐得肚子圓都沒用，一泡尿就沒了。光吃碳水化合物或纖維含量高的大米、玉米、蔬菜等食物也是不耐飢的。只有攝入植物蛋白、植物油脂含量較高的食物，胃的排空時間才會相對延長，食物經過消化吸收以後提供的能量才會充足。所以我老家山西大同有「三十里莜麵，四十里糕」的說法。當然最耐飢的就是肉類，還能解餓除饞。

導致飢的另外一個原因就是消化功能過強。飲食屬於陰，胃腸消解功能屬陽。飢的狀態就是胃腸陰不足，陽相對有餘。六腑以通為用，胃腸蠕動、虛實更迭、飢飽交替是常態。病態的情況之一就是胃火旺盛，消解排空能力過亢，出現消穀善飢的症狀。《素問·平人氣象論篇》：「已食如飢者，胃疸。」說的就是胃的消化能力特別強的人，剛吃完飯肚子又空了。這些症狀類似於今天的糖尿病、甲狀腺功能亢進、焦慮、躁鬱症。

「饑」與「飢」這兩個字在先秦以前各表其意，後來通用。

「餓」字从我，描述的是一種主觀感覺，也就是想進食、吃東西的欲望，後來也被引申為好奇心、求知欲甚至性欲。主觀感覺屬心，過於頻繁、強烈的餓的感覺是心火太旺，不覺得餓的狀態屬於心氣不足。

「饑」、「餓」只能算是近義詞，簡單地分析二者，它們存在著程度的差別，存在著對身心的不同影響。饑傷身，餓傷心，餓比饑要嚴重一些。比如《韓非子·飾邪》：「家有常業，雖饑不餓。」雖然吃不飽，但是不至於餓著。《淮南子·說山篇》：「寧一月饑，無一旬餓。」說的也是同樣的道理。

嚴格地講，「饑」、「餓」有著本質的區別，因為饑描述的是客觀存在，也就是田裡或者肚子裡沒有糧食，而餓描述的是主觀感覺。饑者未必餓，餓者未必饑。

又饑又餓是身心的雙重折磨，以前是貧窮人的無奈，現在成了有錢人的專利。很多人為了減肥，採取不進食或不吃主食光吃黃瓜、近乎自虐的方法，把自己搞得痛苦不堪。末代皇帝溥儀在自傳中記述，幼時皇宮裡面嚴格控制孩子進食，讓正在發育長身體的他總是處於饑餓狀態，害得他去御膳房偷東西吃，為此還被太監告發責罰，最後鬧得這位小皇帝身心都變態。大家都知道餓過勁兒就不餓了，這其實是身體開始透支儲存的能量，最終會喪失食欲，導致厭食。

饑不欲食也就是饑而不餓，是厭食症、憂鬱症病人經常出現的症狀。病人由於情緒劇烈變化，情感傷害，或強烈抑制食欲，或採取催吐、利尿、泄瀉等傷害身心的方法，最終導致心氣、心血不足，喪失所有欲望，出現胃腸空虛無食、身體消瘦，卻又根本不想吃東西的狀態。這種病人往往還伴有消極、悲觀、厭世的情感，甚至有自殘、自殺的傾向。根本病機就在心神失養。治療的原則，應該採用補火生土的辦法，補益心氣，安定心神，慢慢恢復食欲。如果只關注饑，不關心餓的話，強迫進食不僅無益，而且有害。

不饑不餓是現代社會的通病。現在的獨生子女，都是被父、母、祖父、祖母、外公、外婆六個大人餵養，肚子裡面塞滿了吃食，老是處於飽滿甚至食積狀態。這些患兒的胃腸總是相對滿實，口臭、咽喉反覆發炎感染、腹脹、不放屁、打嗝、便祕、晚上睡覺愛踢被子，甚至出現磨牙、流口水的症狀。這些孩子理所當然不會覺得餓，有的出現挑食、厭食，有的吃得多，消而不化，不長身體，有的出現過動、焦躁。俗話說「若要小兒安，三分饑與寒」。不是說要餓壞孩子，而是說讓他總是吃七八分飽，保持胃腸消化排空能力，以利於長期的消化吸收。從前糕餅店的老闆擔心新來的夥計偷吃東西，總是在頭一天讓夥計敞開肚皮吃剛出爐、又熱又油的糕餅，直到吃撐吃傷，害得夥計們以後看到糕餅就噁心。現在的家長們出發點良好，但是結果卻很壞。一頓吃傷，十頓喝湯。光有科學知識，不懂辨證法怎麼行？

還有一種不饑不餓是由於患者胃痙攣、萎縮導致胃的容量相對減小，稍微吃點東西就飽了，感覺撐脹，吃不下去了。很多慢性萎縮性胃炎、胃癌、食道癌的病人有這個症狀。我治療過吃得最少的患者，每天只能吃一兩麥乳精。這些人還伴有打嗝、胃酸過多、胸悶、憂鬱、失眠或淺眠等症狀。也是身心同病的典型例子。

不饑而餓是現在肥胖病人的常見症狀，這些人吃得很多很飽，腦滿腸肥。吃得很飽，卻總是感覺餓。有經驗的人都知道，對長期饑餓的人而言，突然進食，一定要控制，少量慢給，否則病人雖然吃得很飽，但是仍覺得餓，不停進食，直至撐死。這些人病機在於心火過亢，原因在於情緒和情感上面的需求得不到滿足，或者內心存在深刻的不安全感覺，以至於出現了食欲的亢進。中醫治療上一般用黃連、梔子等苦寒瀉心的藥物。

另外，對食物選擇的最低要求是充饑，不論什麼，塞滿肚子就行。解餓、除饞、過癮是飲食的更高境界，這就必須吃到對自己合適的食物，搭配合理的食物，讓人吃得舒服、吃得美的食物，否則餓和饞的感覺就永遠消除不了。可惜世界上很多人還處在充饑的階段，吃不到也做不好他們想吃的東西。中華飲食文明的精髓，就是透過對人性和食物性質的把握和調和，讓人和自然達到完美和諧的境界。

很多人問我吃什麼有益健康，我說吃什麼不重要，怎麼吃、什麼時候吃才是關鍵。不饑不餓的時候不吃，哪怕是到了吃飯的時候，這時候進食無異殘害自己。外界的時鐘不重要，重要的是自己的生理時鐘。如果加上麻辣辛香作料刺激胃口，無異於服用春藥強暴自己。很多人在規勸人們要吃早餐，沒有人關心早晨起來，當事人是不是饑、是不是餓。前一天晚上的飯還在胃裡沒消化，一點食欲都沒有的人，卻又要塞進去一堆雞蛋、牛奶，那不就是毒藥嗎？餓而不饑的時候應該吃點兒點心，三口就可以了。饑而不餓的時候就要去看醫生，調節情緒、情感、心理、精神。又饑又餓的時候也要慢慢進食，細嚼慢嚥，吃到七八分飽就打住，留點兒餘地，留點兒遺憾，來日方長嘛！

想起一句話，你在看風景的時候，風景也在看你；你在吃飯的時候，飯也在吃你。所以，道家和中醫認為，人這一輩子吃的飯是有定量的，少吃幾口，多吃幾年，這個說法是有道理的。可是看到美食如同擁抱美女，有幾個忍得住呢？忍得住的就是神仙。

乾渴。

小腸、膀胱、肺、脾、腎、胃、胃絞痛、腹瀉、眼淚、唾液、精液、陰道黏液、胃腸黏液、膽汁、發燒、飲食不當、七情欲火、心浮氣躁

「乾渴」類似於「饑餓」。「乾」，描述客觀狀態，人體內缺乏津液。「渴」，表示主觀願望，是想喝水的感覺。

「乾」，和《易經》八卦的「乾」（音同「前」）同字異音。乾卦是純陽無陰卦；「乾」是日照過長，乾旱無雨，巫師祝咒祈雨的意思，引申為缺水、枯竭，與濕潤相對。同義詞有「燥」，「燥」是過度缺水，生火冒煙的意思；「涸」，是形容江河湖澤的水乾了；「枯」，形容植物脫水。

人體的百分之七十都是水，津液枯竭，古人形容為乾。津液為陰，乾為陰虛，也就是津液不足。

《素問．經脈別論篇》：「飲入於胃，遊溢精氣，上輸於脾，脾氣散精，上歸於肺，通調水道，下輸膀胱，水精四布，五經並行。」意思是說，我們喝進體內的水，如果不經過六腑消化，不會直接變成我們的津液；不經過五臟的吸收、封藏，津液不會留在我們體內。水

飲為至陰，六腑之中能消化水飲的首推屬性太陽、最熱的小腸和膀胱；五臟之中能存津液者首推屬性太陰的肺脾。腎主閉藏，主要是指藏精。

很多人盲目相信所謂的科學，以為喝水就能變成體液，以為打點滴就是補液。人不是試管，怎麼會加什麼就有什麼。低於體溫的水，特別是冰水，首先要經過口腔、食道、胃的加溫，這就會消耗體內陽氣。對於胃氣虛寒的人來說，根本接受不了，不是水入即吐，就是胃絞痛，最終腹瀉了事。對於胃氣實寒的人來說，已經麻痺，喝什麼都無所謂，但是預後不良。普通人喝多了，會導致胃腸平滑肌弛緩，積液存水，水走腸間，瀝瀝有聲。

水在小腸中，被赤腸熱氣化解，分清泌濁。其中的清被脾吸收，這才是津，被肺宣發肅降，輸布全身。剩下的濁，分別被傳輸到大腸和膀胱，伺機排出體外。

液的來源不是飲食，而是體內的貯藏精。這些精以腦髓、骨髓、膏肓、脂肪的形式存在於體內，需要的時候，在下焦、丹田將元氣蒸騰氣化成為黏稠液體，再由三焦輸布到全身，散布於腠理間，滋潤濡養細胞，滲入血管是為血液。

津與液不僅是黏稠與稀薄的問題，關鍵在於來源不同。腠理發泄，汗出溱溱，是為津，即便流失，也容易補充。而眼淚、唾液、精液、陰道黏液、胃腸黏液、膽汁是液，由精髓所化，流失以後，不容易補充。光喝水不解決問題，甚至會愈喝愈渴。

導致乾的原因，一是陽氣過亢，首先是外感六淫邪氣中的火熱或燥熱邪氣，比如《素問．熱論篇》載：「岐伯曰：傷寒一日，巨陽受之，故頭項痛，腰脊強。二日，陽明受之。陽明主肉，其脈俠鼻絡於目，故身熱目疼而鼻乾，不得臥也。」又如《素問．陰陽應象大論篇》：「熱勝則腫，燥勝則乾。」意思是說發高燒的人，會耗傷津，導致乾燥。

還有就是內因，是由於飲食不當和七情欲火產生內熱，耗傷津液。比如《素問．痿論篇》：「脾氣熱，則胃乾而渴，肌肉不仁，發為肉痿。」意思是說，體內脾胃過熱，以至於細胞脫水，導致肌肉萎縮、麻痺。

導致乾的原因二是陰失封藏，比如大汗、多尿傷津，腹瀉、嘔吐傷液，遺精、滑精、帶下頻仍傷精。肺主皮毛，司開闔。外感風邪，衛氣失固，或者濫用發汗藥物，會導致腠理開泄，津液脫失，甚至傷及陰血精液。《靈樞．營衛生會》有「奪血者無汗，奪汗者無血」的論述，《傷寒論》也有「衄家不可發汗」、「亡血家不可發汗」的告誡。意思是說，血汗同源，出血的人就不要再發汗，否則會加重病情。現代社會濫用阿斯匹靈預防血栓，但是產生的副作用不可小覷，很多病人動不動就出汗，甚至導致寒毛、頭髮脫落。由於嗜食辛辣、香燥或飲食不節、不潔，或者濫用攻下、消導藥物，會傷脾氣，導致嘔吐腹瀉，喪失津液。

另外就是攝入不夠，沒水喝，自然也就津不足。普通人以為喝冷水、冰水才解渴，其實乾渴的時候喝熱水，才能減輕胃腸負擔，有利於水快速消化、吸收，成為體液，滋潤濡養身體。另外，愈渴愈要慢飲。一個品字告訴人們要小口喝水，三口即止，留有餘地，方便消化吸收。而現代人光圖痛快，灌水牛飲，結果導致胃中存有大量冷水，不是尿出去，就是存下來，無法變成體液。喝水的學問還在於不喝淡水，淡水的副作用就是利尿，淡水穿腸過，體液無處留。所以古人要在淡水中加入苦味的茶葉，在吃西瓜的時候加入微量鹽，目的就是為了防止津液流失。就補充體液而言，果汁、蔬菜汁中天然的酸鹼平衡，微量元素搭配合理，最容易被人體消化吸收。

導致乾的原因三是陽氣衰微，氣化不利。小腸有火熱之性，能泌別清濁。膀胱是州督之官，蒸騰氣化，化生津液。如果陽氣衰微，就會出現「口乾不欲飲」或「但欲漱水，不欲咽」的症狀。嚴重的會出現飲水即尿，飲水不解渴，甚至愈喝愈渴的情況。《傷寒論》中治療水氣病的五苓散、苓桂朮甘湯、真武湯等溫陽利水的方劑，就是針對這種病症開立的。這時候就要愈渴愈喝熱水，愈渴愈要吃熱性的藥物。一般人如果灌入了大量的水，也需要同樣的治療。

原因四是陰寒內盛，水飲痰濕凝聚，真陰不足。陽氣衰微不能化水，就會出現水飲痰濕留滯體內，成為新的致病因素。病人出現不乾而渴的症狀，如同在大海中漂流的人最終會渴死一樣，體內儘管有水，但是為水毒，不是津液。治療濕熱的龍膽瀉肝湯中使用生地的原因，就是照顧病人濕邪重同時真陰不足的病機。有的不乾卻渴，涎水橫流，胃腸留飲，腹滿水腫，但是口渴欲飲。需要用十棗湯、六磨飲子瀉痰飲化水濕，陰寒去，津液自生。

陰液不足的人，需要飲食和藥物調養，補充精髓，光喝水是沒用的。古人用豬皮燉湯，或用豬皮凍作為藥膳調養治療魚鱗病（蛇皮癬）。陰液極度匱乏的，古人用大補陰煎，就是豬脊髓加上黃柏、知母燉服。平常人們也可以燉骨頭湯，敲骨吸髓。

「渴」是主觀感覺，中醫認為是心火，有的渴與身體乾燥、津液不足有關，有的則完全由於情緒、情感得不到滿足而產生。人在動心、激動、焦躁的時候總會覺得口乾舌燥，咽喉發乾，偶爾發生還算正常，經常如此就是病態了。三昧真火，非飲水能平。要不降低欲望，要不就想辦法靜心。古人有咽唾養生法，就是治療這種心浮氣躁的好方法。還有就是按摩足底腎經的湧泉穴，滋養腎水，上濟心火，坎離交泰，焦渴自平。

消化。

過度發汗、失血、腹瀉、遺精帶下、小腿瘦、耳鳴、肌肉萎縮、悲傷、胃、小腸、大腸、胰液、膽汁、十二指腸、食物過敏、膽功能衰弱、膀胱

「消」發音近「小」，是削減、減小的意思，表示有形物體體積的減少，也用於描述無形的物質、能量、時間的減少。「消」從水字邊，原指固體的冰雪體積減小，變成液態的水。「消」的同音同義字「銷」和同義字「爍」，描述的則是固體的金屬熔化成液態。

「消」在《黃帝內經》中使用很廣泛，比如形容腦髓、骨髓減少。《靈樞．決氣》：「液脫者，骨屬屈伸不利，色夭，腦髓消，脛酸，耳數鳴。」意思是說，過度發汗、失血、腹瀉、遺精帶下以至於喪失津液的人，關節間的潤滑液也沒有了，關節屈伸就不靈活，面色反而發紅。因為腦髓是陰液的根源，喪失陰液最終會消耗腦髓、骨髓，病人會出現小腿瘦、耳鳴症狀。

《靈樞．癰疽》：「筋爛則傷骨，骨傷則髓消……陽留大發，消腦留項，名曰腦爍，其色不樂，項痛而如刺以針，煩心者死不可治。」意思是說，癰疽潰爛到了近骨的時候，就會耗傷骨髓，進而影響腦髓，導致腦髓耗減。患者很痛苦，後脖子痛如針刺，最後心情煩躁，

心神散亂而死。

「消」也形容人體消瘦。《素問．瘧論篇》：「因遇大暑，腦髓爍，肌肉消，腠理發泄。」說的是暑熱大汗導致人腦髓減少，肌肉萎縮。《素問．風論篇》：「其熱也，則消肌肉。」《靈樞．五變》：「熱則消肌膚。」說的是肌肉和皮下脂肪減少。

「消」也用來形容有形或無形病邪消失。《靈樞．刺節真邪》：「凡刺五邪之方，不過五章，癉熱消滅，腫聚散亡。」

「消」也形容無形的能量——氣的耗減。《素問．舉痛論篇》：「悲則氣消。」說的是過度沉浸於悲傷的情緒中，會導致人體能量耗減。《素問．陰陽別論篇》：「陽氣破散，陰氣乃消亡。」指的是陰陽互根，相互依存，一方消滅，另一方也不能存在。

回到我們所說的消化的主題。《靈樞．師傳》：「胃中熱則消穀。」《靈樞．大惑論》：「穀消故善飢。」《靈樞．經脈》：「其有餘於胃，則消穀善飢。」說的都是胃對食物的消解功能。

總體來說，「消」表示的是量變，同一種物質的量減，也就是所謂的物理變化。消到了極處，就是消失、消散、消亡、消滅。但是根據物質不滅、能量守恆的原理，這種量變導致了質變，「化」也就應運而生了。

「化」的意思就是轉化，質的變化，新的物質的化生。我們常說的「天地造化」、「化腐朽為神奇」、「化干戈為玉帛」、「莊周化蝶」就是這個意思。

就消化而言，大塊的肉、成條的麵、成顆粒的米、硬脆的蔬菜水果，經過我們的口腔咀嚼、胃的研磨，形成了乳糜，這就是消的過程。大塊的豬肉消磨得再小，它還是豬肉。

當食物經過胃的研磨、消解、攪拌以後，被送到了小腸。小腸又稱赤腸，是受盛之官，化物出於此。手少陽分泌的胰液和足少陽分泌的膽汁注入十二指腸，手太陽小腸為酶的工作提供了足夠合適的溫度，使得化的工作得以順利進行。食物經過酶的作用重新組合，變成人的組織的時候，這個過程就被稱作「化」，這就是吃豬肉長人肉了。

作為催化劑的酶對於溫度非常敏感，所以心腸不熱的人就會對一些生性寒涼的食物過敏，比如牛奶、蛋、海鮮等。現代醫學說是患者體內缺什麼酶，其實患者什麼都不缺，就是因為小腸溫度不夠，酶不工作了。牛奶發酵以後，性質會變溫。煮牛奶的時候加一些熱性藥物，比如乾薑、蓽撥，再喝牛奶就不會腹脹、腹痛、腹瀉。吃蛋也是如此，有人吃煮蛋過敏，可是吃煎蛋就沒事，用蔥花、韭菜炒的蛋就更沒事。外國人在煎蛋上撒胡椒粉，也是一樣的道理。

有的病人食欲不振，吃不進東西，有的則是食入即吐，有的是吃什麼拉什麼，那就是不消了。消且不能，更談不上化了，有人也稱之為「完穀不化」。一般是陽明胃腸出了問題，以實寒、虛寒為多見。

還有的病人，吃不了多少，卻嘔心瀝血，日夜操勞，處在虛性亢奮狀態，比如諸葛亮、雍正皇帝、李賀之類，他們屬於能化不能消的人，只不過化的都是自身的精血，用來提前透支生命罷了，正所謂「春蠶到死絲方盡，蠟炬成灰淚始乾」。

有的病人倒是能吃能喝，比如糖尿病人。古人稱糖尿病為「消渴」，身體逐漸消瘦，體力下降，尿量卻增多。著名的老將廉頗，到了老年飯量仍然很大，但是一頓飯的工夫就拉了三回屎，其特點就是能消不能化，不能把攝入的營養轉化成自身的組織和能量。

還有的病人也是能吃，但也不過多拉撒，就是不停地長肉長脂肪。這也屬於能消不能化，問題出在少陽三焦、膽的功能衰弱，無法把有形的物質轉化成能量。

在這裡，我特別要講講水的消化，千萬別以為喝水就能直接補充體液。如果沒有胃把冰塊消成水，沒有胃把低於體溫的水加熱到一定程度，如果沒有小腸化解水的分子鏈，泌別清濁，沒有膀胱的儲藏津液，氣化蒸騰（人在乾燥乾渴的時候，人體會自動蒸騰貯存在膀胱中的尿液，再化為體液），水是變不成人的津液的。那些水要不穿腸而過，要不蓄積中毒。喝得多尿得多，愈喝愈乾燥，喝冷水也長肉的例子不勝枚舉。

我歷來反對不分青紅皂白，早晨起來先灌自己兩杯水的說教；也從來都反對不分輕重緩急先吊個點滴輸液的，且不說該水和水不一樣，起碼醫生或護士應該要把輸液加熱到和人體體溫相當。

消飲食的功能在陽明胃和大腸，化食的功能在少陽三焦和膽，化水的功能在太陽小腸和膀胱。六腑為陽，飲食屬陰，陰陽和合，生機盎然。

【第二輯】

從性命談起

命者，口令也！
命也有「生」的意思。
性是心生，也就是活著的心。
相對於身體的存活，
人的心理活動形成了
人的「性」。

性命。

精神、魂魄、七情六欲

「性」和「命」是兩個重要的哲學和醫學概念，是一個複雜嚴肅的話題，值得人們去研究探討。古代真人早有論述傳世，可惜千百年來傳承錯訛，偽說紛紜，歧義百出。到了今天，中醫學界對這兩個字諱莫如深，避而不談。雖然人人在說性命攸關、性命雙修、身家性命、養性延命，但是仔細一探求，含義卻莫名其妙，這便是好讀書而不求甚解。現在是返璞歸真、正本清源的時候了。

按字的順序是「性命」，可是解釋的時候就得先說「命」了。不為什麼，因為命是根本、基礎，有命才有身心的生存、活動。

命者，口令也！拆開「命」字一看便知。其甲骨文字形，「令」字上面是「集聚」的「集」，下面是「人」，像跪在那裡聽命。从集从人，表示集聚眾人，發布命令。徐鍇注《說文解字》：「號令者，集而為之。卩，制也。」令就是決定好了，讓人必須執行的規矩。用英語表述的話，就是order、in order。

口令出自君王，那就不得了了，就是命，王言惟作命！「誥命」又稱「誥書」，是皇帝封贈官員的專用文書。皇帝發布詔書第一句話就是「奉天承運」，假借天命，表明自己是在替天行道，這說明比天子更厲害的是「天命」，老天爺決定好了的，人人必須遵守執行，誰也別想違背改變。傳達天命的人，現在有算命先生、靈媒，古代有巫覡，當然不乏假傳聖旨的騙子。所謂知天達命，就是徹底了解自己被先天決定好了的東西。孔子說他「五十而知天命」，言外之意就是五十歲以前一直想自己把握自己的命，到了五十歲才明白胳膊擰不過大腿，只能認命歸順。

《左傳．成公十三年》：「民受天地之中以生，所謂命也。」一句話道明人是天地交流的產物，人的一生注定是被決定的了。這就是天造地化，不以人的意志為轉移的命。

現在算命的往往依照人的生辰八字，且不說嬰兒出生的時間可以人為改變，但說各地時間與北京時間的差異，就是一本糊塗帳。現代科學研究ＤＮＡ的鹼基配對序列，試圖透過基因來揭示人的命。中國古人則已知道除了父精母血以外，精子卵子結合瞬間的天時、地勢、人情同樣會對人的命產生影響。如果說現代科學試圖見微知著的話，中醫則是見著測微，探究人生發展變化的規律，測定命的軌跡。《黃帝內經》就是一部揭示命的密碼書。《靈樞．天年》：「岐伯曰：以母為基，以父為楯，失神者死，得神者生也。黃帝曰：何者為神？岐伯曰：血氣已和，榮衛已通，五藏已成，神氣舍心，魂魄畢具，乃成為人。」

《素問》開篇《上古天真論篇》就揭示了女性、男性的不同成長規律：

「女子七歲，腎氣盛，齒更髮長。二七而天癸至，任脈通，太沖脈盛，月事以時下，故有子。三七腎氣平均，故真牙生而長極。四七筋骨堅，髮長極，身體盛壯。五七陽明脈衰，面始焦，髮始墮。六七三陽脈衰於上，面皆焦，髮始白。七七任脈虛，太沖脈衰少，天癸竭，地道不通，故形壞而無子也。」

「丈夫八歲，腎氣實，髮長齒更。二八腎氣盛，天癸至，精氣溢瀉，陰陽和，故能有子。三八腎氣平均，筋骨勁強，故真牙生而長極。四八筋骨隆盛，肌肉滿壯。五八腎氣衰，髮墮齒槁。六八陽氣衰竭於上，面焦，髮鬢頒白。七八肝氣衰，筋不能動，天癸竭，精少，腎藏衰，形體皆極。八八則齒髮去。腎者主水，受五藏六府之精而藏之，故五藏盛乃能寫（瀉）。」

在《靈樞．天年》中，又揭示了人的壽命以及相應的身心變化：「岐伯曰：人生十歲，五藏始定，血氣已通，其氣在下，故好走。二十歲，血氣始盛，肌肉方長，故好趨。三十歲，五藏大定，肌肉堅固，血脈盛滿，故好步。四十歲，五藏六府十二經脈，皆大盛以平定，腠理始疏，榮華頹落，髮頗斑白，平盛不搖，故好坐。五十歲，肝氣始衰，肝葉始薄，膽汁始滅，目始不明。六十歲，心氣始衰，苦憂悲，血氣懈惰，故好臥。七十歲，脾氣虛，皮膚枯。八十歲，肺氣衰，魄離，故言善誤。九十歲，腎氣焦，四藏經脈空虛。百歲，五藏皆虛，神氣皆去，形骸獨居而終矣。」

命決定了人身的生長壯老的過程。人們常常把「生」、「命」連在一起說，慢慢的，「命」也就有了「生」的意思，翻譯過來就是life，動詞就是live、living。人生一甲子為壽，六十歲以前死，都算夭折。八十歲為中壽，一百二十歲為長壽，盡其天年。

現在人們常說「命運」，最終搞得「命」和「運」不分。命是命，運是運。命是恆定不變的，運是有起伏跌宕的。生為蒼蠅，就不要幻想去做蝴蝶，能夠改變的只是在廁所裡飛還是在廚房裡飛。所謂醫生治病不治命，說的就是醫生只能暫時改變人的氣血運行，無法更改既定的、注定的生命變化規律。病入膏肓、骨髓的時候，扁鵲說過：「司命之所屬，無奈何也！」

「性」是心生，也就是活著的心。相對於身體的存活，人的心理活動形成了人的「性」，也就是英文說的nature、personality，包括情緒、情感、意識、思想、智慧、記憶等等。相對固定的話，就形成了人的性格、性情。

人的天性、本性是由命決定好了的，一輩子不會改變。具體說就是「神」。《靈樞・本神》說：「生之來謂之精，兩精相搏謂之神。」也就是說父母的精血結合賦予了孩子的「神」。神分陰陽、表裡的話，就是魂魄。簡單地說，魄屬陰，主宰夜間人體的功能活動，藏於肺，主管淺表的身體本能反應，比如知覺、欲望、寒熱、溫涼，飢渴、需要等等，也就是人們常說的六欲；魂為陽，藏於心，主宰白天人的情緒、情感、記憶、智慧等高層次精神活動，包括人常說的七情，即喜、怒、憂、思、悲、恐、驚。還有更深刻的感情，如愛恨情仇、貪嗔癡怨、迷戀、癲狂、癮癖等等。同性戀很大程度上是天性，加上幼兒時期的強化誘導，成年以後就固定成形，永生不變。

人的習性是出生以後被教育培養出來的心理功能，主要包括人的意識、思想，以及由此形成的價值觀、判斷力、智力等。習性是可以塑造和改變的，不能遺傳，與天性正好相反。習性包括人的共性，也就是在與人相處中，由集體賦予的一種性格特徵，比如禮義廉恥、忠孝仁愛、貞節悌恕等。為團體利益往往要犧牲個人利益，所以共性的培養，往往是以犧牲個性、毀滅天性為代價的。

道家和中醫的生命觀首先是貴生，認為生命是最可寶貴的，千金難買。隋唐時期偉大的道家、醫學家孫思邈撰寫了《千金要方》和《千金翼方》，起因就是他認為「人命至重，有貴千金」。

認識天命，了解本性，在此基礎上去順應天命、盡其天年。順應天性、愉悅心神就是養性延命的基本思想。

《論語・顏淵》載，子曰：「死生有命，富貴在天。」狗尾續貂，我再加上兩句：「成敗憑運，毀譽由人。」

精神。

小兒夜啼、憂鬱症、智能障礙、骨折、抽筋、動脈硬化、肌肉萎縮、皮膚乾燥、毛髮乾枯或脫落、白血病、再生障礙貧血

「精神」一詞現在已經被濫用了，含義近乎「意志」、「思想」、「人格」等等。「精神」的本義並非如此，精是精，神是神！兩個都是道學和中醫學最基本的概念。精神之間有氣。精氣神為人生三寶，精神學說就是中醫最基本的哲學基礎，而「精神」就是精神理論的高度概括。

精是有形的物質，是化生和神的基礎。《素問·金匱真言論篇》曰：「夫精者，身之本也。」人是由天地之間物質和能量交流產生的，可以說人是天地之精。《靈樞·本神》：「天之在我者德也，地之在我者氣也，德流氣薄而生者也。」而人類繁衍，生生不息，是由於男女精血交媾而產生了新的生命。「生之來謂之精，兩精相搏謂之神」。來自父母的「精」，也就是說精子和卵子，它們在結合的一瞬間，新的生命「神」就誕生了。一個「搏」字形象地描述了生動活潑的介於精和神之間的生命力，也就是「氣」的狀態。

胎兒在母親體內孕育，靠母體的血液滋養，完成身體早期的生長發育，也就是物質基礎

的積累，特別是大腦、脊髓的發育，這個階段是化母血為兒精的過程，也是精的積蓄。《靈樞．經脈》曰：「人始生，先成精，精成而腦髓生。骨為幹，脈為營，筋為剛，肉為牆，皮膚堅而毛髮長。」與此同時，嬰兒的神也在發育、分化、分工。《靈樞．天年》曰：「血氣已和，榮衛已通，五藏已成，神氣舍心，魂魄畢具，乃成為人。」道家認為人神共有三魂七魄，缺一不可，這一點我在《魂魄》中會有具體論述，在此姑且理解為大腦、脊髓的功能。

人在出生以後，呼吸空氣，攝入母親精血化生的乳汁，囟門未閉，頭顱留有空間供腦髓繼續發育生長。隨著身體的增高，脊髓、骨髓也在不斷地填充。這仍然是一個「精」不斷積累的過程。雖然也有損耗，比如萌生乳牙等等，但是積累遠遠大於消耗。在這個階段，魂魄雖然畢具，但是比較脆弱，容易受到傷害、發生改變，比如小兒受到驚嚇，出現夜啼、抽搐、昏睡症狀，一般人稱為「丟了魂」。母乳餵養也是很關鍵的，這時候的孩子是純陽之體，有足夠的熱量來消化陰寒的奶，使之變成自己的精髓。幾年前曾有黑心商家製造假奶粉，致使好多嬰兒出現大腦發育不良，神智缺陷，導致終生殘疾。

人在出生以後，大腦的另外一個功能也開始發育，就是意識和思想。與先天的本神不同，後天的意識和思想是可以人為塑造的，也是可以改變的。由於生長環境的不同，接受教育的差異，人會形成不同的理念、價值觀。而在幼兒時期，由於先天的神比較脆弱，後天的教育很有可能影響甚至改變幼兒的本性。我在治療憂鬱症患者的過程中發現，很多病人的病根源於兒童時期父母的傷害和教育失當。一些同性戀者的經歷也證明，幼兒時期父母強迫孩子打扮成異性，或總是同異性玩耍是誘發同性戀的主要因素。人常說：「三歲看大，七歲看老。」說的就是女孩七歲、男孩八歲之前的這個關鍵階段。

精髓作為物質基礎，在早期積累完成以後，就逐漸流失、消耗，儘管也有填充，總體趨勢是由負增長到純減少，直到油盡燈枯。概括精的供養，基本上有三個方面。首先是養神，包括人的智慧、情感、記憶等等，也就是我們今天廣義的「精神」。這就是所謂的物質變精神的過程。道家和中醫稱之為煉精化，煉化神。精存於腦髓，高高在上，如雨露下降至丹田，蒸騰化，透過三焦輸布全身腠理，沿任督脈上濟於心腦養神。如果精髓枯竭，無物可化，或丹田冰冷，無力無能轉化精產生，或任督脈不通，無法上濟於心腦，都會導致神失所養，輕則智能障礙，中則黯然神傷，重則神明消滅，身死魂亡。

其次，精轉化為液，濡養滋潤全身。由三焦溫煦氣化，化骨髓為液先潤骨，骨頭就有彈性。很多老年人由於精不足，骨頭乾脆，稍微磕碰就會骨折。再潤筋，就是肌腱。很多人抽筋或者肌腱摸上去咯噔作響，也是精血不足的表現。再潤脈，精不足則動脈硬化，微血管脆裂容易出血。再潤肌肉，精不足則肌肉萎縮乾癟。再潤皮膚，精不足則皮膚乾燥皸裂，皮下沒有脂肪。最終滋養毛髮，精不足則毛髮乾枯焦黃或者脫落。

人體的津液，津可以透過飲食補充，而液必須由精化生，包括血液、唾液、精液、帶下、淚液、汗液、膽汁、胰液、胃腸黏液等。白血病、再生障礙貧血的病人必須要做骨髓移植，就是這個道理。人之將死，汗出如油，也是精枯脫液的表現。大吐大瀉的病人，損失的也是精液。傷精之最莫過於遺精、帶下、墮胎、失血。

精的最重要功能就是化生新精，繁衍後代。女孩子到了七歲就開始換牙，黃毛丫頭也長出了黑油油的頭髮。到了十四歲開始來月經，有了排卵功能，理論上可以生育了，但是為時過早。隨著年齡增長，身材也開始有變化，第二性徵出現，乳房隆起，陰毛生長，骨盆變寬。《素問．上古天真論篇》：「二七而天癸至，任脈通，太沖脈盛，月事以時下，故有子。」其中的天癸就是人精化生時類似於激素的物質，用於推動性功能。二十一歲的時候是女人最美的時候，智齒也長出來了，身體也發育到了極限，個子不再長高，骨盆也不再加寬，乳房也不再變大。這時候精充血足，是生育的最佳年齡。二十八歲是身體最強壯的時候，筋骨肌肉都很發達，頭髮又黑又長也不分叉，但也是女人走下坡路的開始。到了三十五歲，足陽明胃的功能下降，紅潤的臉色變得有些黑黃，開始掉頭髮了。到了四十二歲，六腑的功能衰弱，臉上出現大面積黑斑，頭髮也變白了。到了四十九歲，天癸沒了，也就沒了排卵和月經，不能再生育了。

男孩子八歲開始換牙，頭髮變得粗黑。十六歲天癸如期而至，出現遺精，長出了鬍鬚，有生育能力了。二十四歲生長智齒，個子也不再長了。三十二歲身體最強壯，筋骨隆盛，肌肉滿壯。到了四十歲，腎氣衰，也就是精氣不足，頭髮脫落，牙齒鬆動、枯槁。四十八歲的時候，陽氣衰竭於上，臉色變黑，髮鬢斑白。五十六歲肝氣衰，筋不能動，出現陽痿，天癸竭，精子數目減少，腎臟衰，形體開始萎縮。到了六十四歲，頭髮和牙齒都掉光了。

《素問．上古天真論篇》為我們描述的其實就是精釋放消耗的過程。一般人如此，但是知道養生之道的人，知道保精全形的人，則有可能活得更健康更長久。《素問．上古天真論篇》：「問於天師曰：余聞上古之人，春秋皆度百歲，而動作不衰。今時之人，年半百而動作皆衰者，時世異耶，人將失之耶。岐伯對曰：上古之人，其知道者，法於陰陽，和於術數，食飲有節，起居有常，不妄作勞，故能形與神俱而盡終其天年，度百歲乃去。」「帝曰：夫道者年皆百數，能有子乎？岐伯曰：夫道者能卻老而全形，身年雖壽，能生子也。」

精是有限的、逐漸衰減的，用途有三，所以節約精的辦法，就是節欲、存液、養神。出家之人，斷色欲，存精養神，用於開啟智慧；養生的人，恬淡虛無，精神內守。反其道而行之的人，就是「以酒為漿，以妄為常，醉以入房，以欲竭其精，以耗散其真，不知持滿，不時御神，務快其心，逆於生樂，起居無節，故半百而衰也」。

那些喝著春藥恣情縱欲的人，抽菸吸毒的人，得到了欲仙欲死的快感，耗傷的是供養一生的精。樂得其所，死得其所。

魂魄。

腦、心、脊髓、打鼾、食積不化、噯腐吞酸、口臭咽乾、遺尿、夜尿、滑精、帶下、昏睡、多夢淺眠、同性戀、裸露癖、變裝癖、戀童癖

「魂魄」是道家和中醫的基本概念，在中國歷史文化中留下深深的烙印。人們常說的成語有「失魂落魄」、「魂飛魄散」、「三魂七魄」、「勾魂攝魄」、「神魂顛倒」、「魂不附體」、「借屍還魂」、「驚心動魄」等。習慣的用語有「神靈」、「幽魂」、「靈魂」、「魄力」、「鬼魂」。葛洪在《抱朴子》中說：「人無賢愚，皆知己身有魂魄，魂魄分去則人病，盡去則人死。」時至今日，傳統文化屢遭破壞、打擊，中華文明逐漸湮沒消失，「魂魄」二字也就剩下一具空殼，很少有人知道它的含義。現在是到招魂的時候了。

要解釋「魂魄」，就必須先說「神」。我在〈精神〉一文中重點介紹了「精」，在本篇就來談「神」。神有天神和人神，道家認為二者是一個，二者相應、感應，故稱天人合一。

《說文解字》釋「神」曰：「天神，引出萬物者也，从示申。」示是「天垂象，見吉凶，所以示人也。从二，三垂，日月星也。觀乎天文，以察時變。示，神事也。凡示之屬皆

从示。」申是引申、延伸的意思。「神」其實就是造物主，翻譯成英語就是god。人以及人神也是自然的產物，為神所引申。《靈樞．本神》：「天之在我者德也，地之在我者氣也，德流氣薄而生者也。」一個體的人以及人神是父母之精結合的瞬間誕生的。《靈樞．本神》又說：「故生之來謂之精，兩精相搏謂之神。隨神往來者謂之魂；並精而出入者謂之魄。」來自父母的精也就是說精子和卵子結合的一瞬間，新生命的「神」就誕生了。

嬰兒在母體等到身體和神發育到了一定階段就出生了。外國人以出生日期為生日，計算年齡。中國人以精卵結合瞬間為生命開始，胎兒在母體之中就已經計算年齡，故稱虛歲。《靈樞．天年》曰：「血氣已知，榮衛已通，五藏已成，神氣舍心，魂魄畢具，乃成為人。」把神細分的話，可以分為魂、魄，魂隨著無形的神氣運動，魄則伴隨著有形的精出入，一陰一陽，一高一低。

《人身通考．神》中說：「神者，陰陽合德之靈也。惟神之義有二，分言之，則陽神曰魂，陰神曰魄，以及意志思慮之類皆神也。」又說：「蓋神之為德，如光明爽朗，聰慧靈通之類皆是也。魂之為言，如夢寐恍惚，變幻游行之境是也。神藏於心，故心靜則神清。魂隨乎神，故神昏則魂蕩。」

《素問．五藏生成篇》曰：「心者，君主之官也，神明出焉。」「心藏神」，白天的時候，魂魄皆藏於心（囟）中，胸腔之內，膻中兩側有神封、靈墟、神藏三穴，顱頂有本神、百會（百神之會）兩穴；到了夜間，魂入血，藏於肝休眠，魄司職，藏於肺，故在背腧穴之肺腧旁有魄戶、肝腧旁有魂門。

唐儒孔穎達的解釋非常貼切，他說：「魂魄，神靈之名，本從形氣而有，形氣既殊，魂魄各異。附形之靈為魄，附氣之神為魂也。附形之靈者，謂初生之時，耳目心識、手足運動、啼呼為聲，此則魄之靈也。附氣之神者，謂精神性識漸有所知，此則附氣之神也。」

控制無形的能量、資訊、思想、意識、情緒、情感、智慧的神叫做魂；控制有形的身體，影響人的知覺、飢渴、需要、冷暖、排泄等諸多本能的神叫做魄。可以粗淺地說，魂是腦和心的功能，魄是脊髓功能。我上大學時，生物課上拿青蛙做活體實驗，現在想起來有些殘忍。先用鋼針從椎孔捅進青蛙的腦袋，把大腦破壞，這時候青蛙算是已經死了，再把浸泡有濃硫酸的小紙片放到青蛙的肚子上，這時候已經死了的青蛙猛蹬雙腿，往下撥拉燒灼自己的紙片。這個場面現在想起來都還很震撼。這就是典型的魂去魄在。

汪蘊穀在《雜症會心錄》中指出：「人之形骸，魄也。形骸而動，亦魄也。夢寐變幻，魂也。聰慧靈通，神也。分而言之，氣足則生魂，魂為陽神，精足則生魄，魄為陰神。合而言之，精氣交，魂魄聚。其中藏有真神焉，主於心，聰明知覺者也。若精神衰，魂魄弱，真神漸昏。」

所以人們說鍛鍊體魄，強健體魄，培養魄力，就是在物質層面上說的。我的法國學生學習太極拳以後，告訴我她最大的收穫就是本能反應增強了。以前打籃球別人傳球給她，她接球總是慢半拍，籃球老是砸在自己臉上，不知道毀了多少副眼鏡。現在卻反應迅速，再也沒有換過眼鏡。

想了解魄的功能，觀察一下人睡覺就可以了。這時候人仍有心跳、呼吸，但傷魄或落魄的人，則會打鼾、憋氣，甚至呼吸、心跳驟停；腸胃仍然在消化，前一晚雖然吃飽，隔天早上起來又覺飢餓，反之就會出現食積不化、噯腐吞酸、口臭咽乾的症狀；小腸仍在泌別清濁，膀胱仍在貯存尿液，反之就會出現遺尿、夜尿；性功能也在夜間恢復生機，前一晚性交疲軟，凌晨陰莖自然勃起，反之則出現滑精（無夢而遺精）、帶下。沉睡之中，人知冷熱，熱蹬被子，冷加毛毯，都是魄在工作。不知冷暖，感受寒涼邪風，則是魄離職守。睡夢之中人仍有驚覺，隨時覺醒，也是魄的功勞。昏睡、夢魘不醒，或者過度緊張、淺眠，都是魄的問題。道家講的七魄，大約就是分別表述以上功能。七魄的具體名稱是：屍狗、伏矢、雀陰、蠶賊，非毒、除穢、臭肺。

想了解魂的功能，就要觀察人的精神、情緒、情感、智慧，以及晚上的夢境。道家細分三魂：胎光、爽靈、幽精。胎光就是生命之光，故稱神明，是人最可寶貴的。所謂黯然神傷者，就是胎光晦暗，人就會出現憂鬱情緒，滿眼灰色，了無生趣，甚至求死。丟魂若失胎光，就是所謂的行屍走肉，雖然身體仍然在活動，也有思想意識，但是在道家和中醫眼裡已經是死人一個。胎光也是人生命力和自癒能力的源泉，醫家判斷可治不可治的標準也是看有神無神。胎光泯滅，就是司命之所屬，扁鵲、華佗亦無能為力了。

爽靈是人的快速靈動反應，也就是人們常說的聰明、智慧。靈是溝通天地鬼神的功能，也就是人們常說的直覺、第六感。「靈」是巫覡念動咒語、祈求下雨的意思。人神溝通天地鬼神謂之靈應、靈驗。一般人說話中的「靈不靈」也是此意。人們常說的靈魂，本義就是單指三魂之中的爽靈。小孩子聰明伶俐也就是天賦爽靈出色，弱智的孩子要不是丟了爽靈，就是爽靈發育不良。腧穴中有靈臺、靈道、青靈三穴，是提高智力的要穴。

幽精相對低調、冷靜，是控制人體性腺、性器官、性取向、性高潮的關鍵。女子十四、男子十六天癸至，來月經，出現遺精，就是幽精在發號施令。同性戀、戀物癖、裸露癖、變裝癖、獸交、戀童等，都與先天的幽精有密切的關係，當然也受三至七歲後天環境影響。成年以後幽精已經定型，想變也不可能，不如順其自然，做個光明正大的gay，或者去做變性手術，總之是讓後天服從先天為好。情愛也出自幽精，是精神享受。男人看見異性，陰莖勃起，瞳孔放大，這是魄的反應，未必觸動心神，只有同所愛的人性交，才會有愉悅的享受，才是觸動幽精。很多人找妓女性交或者手淫，以滿足身體欲望，但事後感覺悔恨、內疚，就是魂傷神傷的表現。

支持胎光、爽靈、幽精神明之火燃燒的就是氣。由精化、由丹田沿任督脈上濟於心腦。

元精、元氣不足是神明泯滅的根本原因。

三魂夜晚藏於肝，本當靜養休息，但是如果各種原因攪擾神魂，就會出現魂不附體，出現難以入睡、早醒的症狀，或魂魄飛揚，出現多夢淺眠的問題。有人整宿無眠，睜著眼睛到天亮，時間長了，就痛不欲生，但求一死。其實就是魂魄不得交替，有動無靜。

傷魂之最，莫過於情緒和情感刺激。《靈樞．本神》曰：「肝悲哀動中則傷魂，魂傷則狂妄不精，不精則不正，當人陰縮而攣筋，兩脅骨不舉，毛悴色夭，死於秋。」張仲景在《金匱要略》中有「邪哭使魂魄不安者……魂魄妄行，陰氣衰者為癲，陽氣衰者為狂」之說。養魂之法全在養心，「恬淡虛無，真氣從之，精神內守，病安從來？」護心之法則要培養堅強的意志，端正生命為貴的價值觀。還要增強心包的功能，使心安而不懼。已經失魂者，古有招魂的儀式法術，現代人很少知道、相信。中醫使用艾灸神闕，針刺神門、人中等辦法快速回神。

傷魄之最，莫過於縱欲無度。《靈樞．本神》又曰：「喜樂無極則傷魄。」養魄之道全在調息，魄藏肺中，有意識地掌握呼吸方法，調節呼吸的節奏，有利於安撫將可養魄。肛門又稱魄門，有意識地做提肛動作也是存魄的好方法。

藥物之中，人參、茯神、琥珀、龍骨、龍齒、龍眼肉、朱砂、女貞子、磁石、生鐵落等等，都有安精神、定魂魄或養魂魄的作用。古人的經驗值得我們尊重、學習。

下面附上幾則醫案，以便大家更好理解魂魄。

明代李時珍的《本草綱目》中有魂魄離體的記載：「有人臥則有身外有身，一樣無別，但不語，蓋人臥則魂歸於肝，此由肝虛邪襲，魂不歸舍，病名離魂。用人參、龍齒、赤茯苓各一錢，水一盞，煎半盞，調飛過朱砂末一錢，睡時服，一夜一服，三夜後，真者氣爽，假者即化矣。」

清代鮑相敖的《重訂驗方新編》中也有離魂症的記載：「忽有人影，與己隨行作臥，多則成形，與己無異。用黨參五錢（脈有力者用人參一錢，或用高麗參三錢亦可），辰砂、茯苓各三錢，煎服數劑，形影不見。」

清代沈源的《奇證匯》中記金少游治徐太乙之女案：「年十六，許字巨族。而太乙日窘，女憂慮不食不寢，常臥目不瞑。太乙往郡城售絲未歸，女臥床上，自言曰：若許，絲止價四錢八分，不滿五數。待詢其何以知之？答曰：予方隨父入市。太乙歸，少游先問其絲價，太乙言其數，果符。游曰：此離魂病也。用人參、黃連、龍齒安魂等藥，平復。」

思想。

漏精、遺尿、用心用腦過度、飯後想睡、消化不良

「思」，「心」的上面加「囟」。囟門是嬰兒大腦發育完成最後閉合的地方，代表大腦。道家認為腦為先天「元神之府」，心為後天「識神之府」。所以「思」幾乎涵蓋了人的所有心理活動，是先天本能與後天意識的結合統一，是僅次於悟的層次。

《靈樞．本神》說：「心有所憶謂之意，意之所存謂之志。因志而存變謂之思，因思而遠慕謂之慮，因慮而處物謂之智。」意思是說，心理活動形成了意，保存的意就是記憶，叫做志。根據記憶進行變通的考慮就是思，基於思考對將來有預測期待就是慮，對虛幻還沒發生的事情進行抽象思維就是智。

舉例來說，當人的手碰到火的時候，很快就抽回來，這種本能反應是無意識的，不經過思考的，被稱為覺。有了被火燙的經驗以後，記住了感覺或知識，形成了記憶，就是志。根據記憶，以後就會遠遠躲開火，這就是識。自己沒被火燙過，但是看到類似的場面，或者被人告訴過類似的經驗，這就是知。掌握知的方法，就是學。實踐所學的知識，就是習。

大多數動物都會發展到這個層面。但是人類的偉大在於「心有所憶」，「因志而存變」，也就是在覺、知、志、識的基礎上，透過自己的獨立思考、變通，形成意識和思想。就火而言，人類透過思考，曉知利害，不僅不再畏火，反而學會了鑽木取火，用火取暖、炙烤食物、治療疾病、嚇阻野獸。這就是人類思想之所在，偉大之所在。

「思」有時也用來代表本能、欲望。《素問．熱論篇》：「十日太陰病衰，腹減如故，則思飲食。」意思是說，發燒十天以後，寒氣在足太陰脾經逐步衰滅，腹部不像原來那麼脹了，就有了食欲，想吃東西了。《素問．痿論篇》中云：「思想無窮，所願不得，意淫於外，入房太甚，宗筋弛縱，發為筋痿，及為白淫。」這裡說的是性幻想，不著邊際、無窮無盡的欲望想法，無法實現滿足。因為後天意識過於急迫強烈，性交的時候用力、用時過度，最後導致陰莖疲軟萎縮，出現漏精、遺尿的毛病。人們所說的飽暖思淫欲也是這個意思。

另外，思是「七情」之一，與喜、怒、憂、悲、恐、驚並列，屬於人之常情。激烈和過度的情緒變化，會影響心包和心的功能，進而影響臟腑、氣機的運行。《素問．陰陽應象大論篇》說「思傷脾」。《素問．舉痛論篇》說「思則氣結」。意思就是說過度地思考問題，用心用腦過度，就會使氣機阻滯，影響消化和吸收功能。很多人飯後就覺得困倦，非得睡覺不可，其實就是思慮與脾胃氣血產生了矛盾，導致身體顧此失彼。有的人喜歡在吃飯的時候看書、讀報、討論思考問題，最終導致消化不良，這就是因思傷脾。而有的人吃得過飽，飲食過量，腸肥腦滿，也就沒了心思去研究思考問題，這就是因食傷思。人想要保持旺盛的鬥志和求知欲，還是吃個七八分飽為好。

《靈樞．本神》說：「怵惕思慮者則傷神，神傷則恐懼流淫而不止。」意思是說因為過度害怕，出現了心慌心跳，加上思慮過重，最後傷神，出現莫名無由的恐懼，嚇得遺精、大小便失禁。

在更深的感情層面上，思表現為相思、牽掛、惦念，嚴重的就是相思病。這是後天意識與先天情欲二者的共同作用，也就是所謂的勾魂，所以失戀的人被稱為失魂落魄。

有個小故事說久居深山的小和尚進城，第一次見到了女人，就詢問老和尚那是什麼。老和尚嚇唬他說：「那是吃人的老虎。」晚上回到了深山寺院，小和尚翻來覆去睡不著，老和尚問他怎麼了，小和尚說他想老虎。女人觸動的是小和尚先天的本能、元神，而老和尚灌輸給小和尚的是後天的思想、意識，兩者如果矛盾對立的話，人就會迷惑、痛苦。

人生一世，不可能讓思想完全順應先天本能，那樣的話與動物無異。大馬哈魚為了洄游產卵，犧牲自身為後代提供營養；雄螳螂性交射精後即被雌螳螂啃食。那些恣情縱欲、酗酒、服用春藥的人似乎順應了本能，但是耗散了真精，湮滅了神明，縮短了生命。這時候，理性冷靜思想的光輝就顯得尤為重要了。

「思」是不及物動詞，「想」是及物動詞。思是自思，也就是考慮自己的事；想是相思、他顧，也就是考慮自身以外的事物。所以習慣上說我想你，不能說我思你；我自思，不能說我自想。《黃帝內經》上說的「高下不相慕」，就是有思無想的境界，不去比較，也就省去了很多麻煩。

人類不能無限度滋生擴張自己的思想，壓抑本性，違背自然、人生之道。更不用說那些基於錯覺、幻覺、謬識、偽知形成的思想，更會給自身、社會帶來災難。老子說過：「不尚賢，使民不爭。不貴難得之貨，使民不為盜。不見可欲，使民心不亂。」可是，我們今天的社會從小灌輸給人們的思想就是競爭、鬥爭、名利、經濟、比較等等，使得很多人忘記本性，但「競逐榮勢，企踵權豪，孜孜汲汲，惟名利是務。崇飾其末，忽棄其本，華其外而悴其內」（《傷寒論．序》）。這些人真的需要改變價值觀，進行一些「忘我」的治療了。這個「我」，就是被後天環境塑造的思想。改造思想，確實是我們的當務之急。

《素問．上古天真論篇》中提到了一個理想的做人境界，那就是先天本能欲望和後天意識思想的完美統一結合，也就是做聖人的境界。書中說：「其次有聖人者，處天地之和，從八風之理，適嗜欲於世俗之間，無恚嗔之心，行不欲離於世，被服章，舉不欲觀於俗，外不勞形於事，內無思想之患，以恬愉為務，以自得為功，形體不敝，精神不散，亦可以百數。」大意是說，比起出世離俗的真人和至人而言，聖人不僅順應天地的變化，與自然和諧共處，而且入世隨俗，和一般大眾和諧共處，不憤世嫉俗，不標新立異，無論穿著打扮，還是行為舉止，都隨自己的心願，也讓別人看著舒服。外在沒有加班超時、點燈熬夜的工作，內心沒有什麼想不通、理不清的思想，過著平平淡淡、坦然從容的生活，能自得其樂，用不著求別人，形體身軀功能健全，不殘不缺不痿不廢，活個百八十年沒有問題。

意志。

情緒化、傷心、氣血運行

「意」和「志」都是名詞，是心理活動「憶」的結果。《靈樞．本神》說：「心有所憶謂之意，意之所存謂之志。」

人有多種心理活動，最淺的心動層次是欲。人們常說的七情六欲中的六欲，就是指耳、目、口、鼻、肛門和陰莖（陰道）的本能欲望。飢欲食，渴欲飲；精滿欲交合，男需女，女要男；腹滿欲便溺；目欲見色；耳欲聞聲；鼻欲嗅香。《呂氏春秋．貴生》中說：「所謂全生者，六欲皆得其宜者。」意思就是說，人活得不僅要有量，還要有質，前提就是這六種基本的欲望得到滿足。這種心理活動是先天本能，不教而會，不學而能。在這一點上，人與動物無異。

人為萬物之靈，在於人有更深層次的心理，比如說「情」，也就是情緒變化，也就是七情六欲中的七情，即喜、怒、憂、思、悲、恐、驚。七情是人之常情，但是長久、過度、劇烈的情緒變化，則會影響身心健康。《素問．靈蘭祕典論篇》中說：「膻中者，臣使之官，喜樂出焉。」意思是說手厥陰心包的募穴在膻中。心包就是掌管控制人的情緒變化的器官。心包功能強大的人，一般比較平和，不會因雞毛蒜皮的小事影響情緒。而心包較弱的人，一般比較情緒化，易激動，好悲傷，情緒起伏跌宕，久久不能平靜。反過來說，外界刺激過於劇烈，也會傷及心包的功能，也就是我們所說的傷心，最終就直接影響心神，進而影響全身氣血運行。《靈樞・口問》中說：「悲哀憂愁則心動，心動則五臟六腑皆搖。」由此導致氣機紊亂：「怒則氣上，喜則氣緩，悲則氣消，恐則氣下……驚則氣亂……思則氣結」（《素問・舉痛論篇》）。或者傷及全身臟腑功能：「怒傷肝，喜傷心，思傷脾，恐傷腎，悲傷肺」（《素問・陰陽應象大論篇》）。

人更高層次的心理活動就是「感」，也就是感情和情感活動，就是所謂的動情，諸如愛恨情仇、貪嗔癡怨。如果說七情六欲僅僅是動物本能的話，感情似乎為人類所獨有。比如情愛，「問世間情為何物？直教人生死相許」。動情生愛直接觸及人的心神，讓人產生如癡如醉、欲仙欲死的感覺，使人沉醉其中不能自拔，一旦喪失，便失魂落魄，如行屍走肉。

人的心理活動最高級層次就是「悟」，或稱覺悟、頓悟，結果就是通神。《素問・八正神明論篇》載：「岐伯曰：請言神，神乎神，耳不聞，目明心開而志先，慧然獨悟，口弗能言，俱視獨見適若昏，昭然獨明，若風吹雲，故曰神。」這種開慧覺悟的層次，是眾多修行、參禪人的追求目標，也是成佛的標誌。

我們要說的「憶」是介於「感」與「悟」之間的心理活動。簡單地說，「憶」就是思考，憶的結果是「意」。「意」是出生以後人為訓練培養出來的意識、思維、思想。古人將意歸於後天之本脾，認為「脾藏意」。被保存的記憶是「志」，比如永志（識）不忘、日志（誌）等。古人認為「腎藏志」，這和腎主骨生髓、腦為髓海有直接關係。現代人所說的志，變成了志向、願望的意思。

人類沒有虎豹的尖牙利爪、馬鹿的奔跑逃逸速度，僅僅依賴人的本能很難生存。所幸有意識思維，懂得利用火、工具，趨利避害。所幸有記憶，得以代代相傳，增益累積。所以，意志是人類最寶貴的資產。意是後天培養形成的，所以和生存、生長的環境有很大的關係。現代有很多關於呆傻的狼孩、猴孩的報導，就證明即便有先天的遺傳，不經過人的教養，人和低級動物言行無異。

意的最初階段是識，也就是辨識、意識。目辨色，耳辨音，鼻辨臭，舌辨味，身辨覺，進而辨利害、美醜、善惡等等，形成判斷。得到意的主要手段是學，以學獲知，透過學可以掌握前人積累的經驗教訓。學的重要手段就是背誦，也就是志，以此來大量存貯知識。有了知識以後還需要親身實踐，使得死板的知識融會貫通，為我所用，此所謂習。透過學習，再加上自己獨立的思考，就會形成自己的思想。正如孔子所言：「學而不思則罔，思而不學則殆。」

意為心音，是內心的振盪、波動、起伏，流露出來為聲，或言或語，寫出來為文，畫出來為圖符，刻出來為篆紋，塑起來為偶像，保存在內心成為記憶就是志。如果內心相通，產生共鳴的話，根本就不需要刻意表達，此所謂心心相印、拈花微笑、盡在不言中、得意忘言、得意忘形。如果言語拙劣，互不理解，就會出現言不由衷、詞不達意、意在言外、只可意會不可言傳等諸多問題。

《莊子．天道》中稱：「語之所貴者，意也。意有所隨，意之所隨者，不可以言傳也。」意思是說，語言有時跟不上人的心理變化，所以有的心意是無法用語言表達的。陶淵明有詩云：「此中有真意，欲辯已忘言。」所以古人傳授心意、思想往往是口傳心授，強調心領神會。磨練調節學生的心境，就像調收音機的波段、電視機的頻道一樣，調對了自然會產生共鳴，理解老師的意思。如果學生的根器形質有問題，那就如同磨磚成鏡，白費功夫。

常言道：「醫者，意也。」關於這句話有多個版本的解釋論述，其實一句話就能說明白了。這句話就是：「巫者，神也。」巫覡用神通看病，望而知之，祝而治之。醫生還需要用後天的意來看病，沒那麼神，但是一樣有效，而且不傷醫生的身心，也達到了很高的境界。

隋唐許胤宗，「每療，無不愈（癒）」。故人問曰：「公醫術若神，何不著書以貽將來？」胤宗答道：「醫者，意也，在人思慮。又脈候幽微，苦其難別，意之所解，口莫能宣。且古之名手，唯是別脈，脈既精別，然後識病……脈之深趣，既不可言，虛設經方，豈加於舊。吾思之久矣，故不能著述耳。」許胤宗內心對疾病的認識和體會已經到了用言語、文字難以表達的境界。

《後漢書．郭玉傳》載：「郭玉對曰：醫之為言，意也。腠理至微，隨氣用巧，針石之間，毫芒即乖。神存於心手之際，可得解而不可得言也。」郭玉所說的就是後天意識與先天神明相通的一種境界。

人為的思想、意識如果符合自然之道的話，我們稱之為德。違反自然之道的思想，可謂無德或缺德。養生處世之道，不過就是調和後天的意志與先天本能、神明的關係。《靈樞．本藏論》曰：「志意者，所以御精神、收魂魄、適寒溫、和喜怒者也。」如果我們完全順應自然先天的本能，那也就是個動物；如果我們完全按照後天的教育壓抑自己的本性活著，就會很痛苦。關鍵就是要在意志和欲、情緒、情感、神明之間找個平衡點，這樣才能盡其天年，度百歲乃去。

可惜從古至今，很多人不是「以酒為漿，以妄為常，醉以入房，以欲竭其精，以耗散其真，不知持滿，不時御神，務快其心」，就是「思想無窮，所願不得，意淫於外」，最終結果只能是「半百而衰」。

安定。

心神不定、心悸、驚恐不安、沒有安全感、敏感多疑、怕黑、憂鬱症、躁鬱症、心神散亂、難以聚精會神

北京有個安定醫院，專門治療精神疾病；人們經常服用的治療失眠的藥也叫安定；還有一種治療期外收縮等心律不整的藥叫做心得安。情緒、情感、精神的不安、不定，確實是困擾現代社會人們的主要問題。

「安」是會意字，有女在家，有家護女。女屬陰性，主內主靜，主封固閉藏。《素問．陰陽應象大論篇》中說：「陰在內，陽之守也。陽在外，陰之使也。」所以「安」有保全、穩定、靜謐的意思。

從風水、堪輿的理論來講，三面環山封閉，一面開口出入的地勢被稱為安。因為它易守難攻，有安全保障，適合定居建設城市。中國城市凡是地理環境符合上述條件的，一般都以「安」字命名，比如長安、臨安、安陽、淮安、黃安等。

建城是這樣，蓋房子也是如此。漢武帝有金屋藏嬌的典故。一般人也渴望安居樂業。安居不是定居，正如流行歌中唱道：「我想要有個家，一個不需要多大的地方，在我受驚嚇的

時候，我才不會害怕。」杜甫有「安得廣廈千萬間，大庇天下寒士俱歡顏，風雨不動安如山」的夢想，是因為他的草堂被狂風捲去了屋頂，自己的身體在淒風苦雨中瑟瑟發抖，不安和渴望安全的心情油然而生。一般人身體得到了庇護，內心才會感到安全。強者以天為被，以地當床，四海為家，無處不安。弱者即便待在保險箱，一樣感到恐懼緊張，沒有安全感。

就安身立命而言，欲求「形與神俱，度百歲乃去」，就必須像《素問．上古天真論篇》所說的那樣去做：「是以志閑而少欲，心安而不懼，形勞而不倦。」人神最貴，心為君主之官，為藏神之所。心包為臣使之官，護衛心臟。人神若得心血涵養，心包衛固，自然安生。《黃帝內經》數次提到「五臟安定」一語，就是由於五臟屬陰，主藏精氣神而不泄。

如果人的情緒出現劇烈變化，就會突破心包，攪擾心神。中醫七情致病學說詳細精確地描述了這一病理變化規律。正所謂「怒則氣上，喜則氣緩，悲則氣消，恐則氣下，驚則氣亂，憂思則氣結」。常人皆知五臟六腑，學中醫的知道應該是六臟六腑，因為還有手厥陰心包一臟。說白了，心包就是包裹在心臟、血管外面的脂膜，也叫膏肓。此臟前募膻中穴，後出厥陰腧、膏肓腧，與三焦相表裡，觸及元氣，為心臟做護衛，觸及心神。心包形氣俱足，則充滿喜樂。《素問．五藏生成篇》云：「膻中者，臣使之官，喜樂出焉。」心包形氣不足，或邪氣過盛，就會傷及心臟，殃及心神。輕則心神不定，出現心慌、心悸；重則門戶洞開，出現心神外露，驚恐不安。

如果人的感情出現劇烈的變化，就會直接傷心擾神，出現比情緒變化更為嚴重的症狀。所謂感情，簡單歸結起來，就是愛恨情仇、貪嗔癡怨。人人皆渴望的怦然心動、心頭小鹿亂撞，玩的就是心跳的感覺，其實就是觸動心神。產生美好感覺的同時，也孕育著深深的危險。動心出神之時，神明失去封藏，最易受到傷害。輕則黯然神傷，重則失魂落魄，甚至神明消滅，身死魂亡。很多為情所傷的人都會出現不安的症狀，表現為莫名的恐懼，沒有安全感，敏感多疑，害怕黑暗、聲音等，其實就是心神散亂、失落的表現，《黃帝內經》謂之「神殫散而不藏」。凡動物本能，感知危險之後，一則奔逃，一則拚命進食，儲存能量。很多憂鬱、躁鬱症的病人，也有類似的無目的出逃傾向和不可抑制的食欲增強。

治療這種不安症狀，輕度的應該補益心氣，使用安神之藥，比如人參能「補五臟，安精神，定魂魄，止驚悸，除邪氣，明目，開心益智」。填充心血，用血肉有情之品，還有阿膠、雞子黃等。重度的應該先驅心中邪氣，針刺十三鬼穴，艾灸膻中，使用礦物藥，比如朱砂、琥珀、龍骨等。

「定」也是會意字，有留止於家的意思。《大學》：「知止而後有定，定而後能靜，靜而後能安，安而後能慮，慮而後能得。」定就是相對靜止、不變不動的意思。同義詞有固定、決定、穩定、鎮定等。

所謂的心神不定，大致有三種情況。一是不知所止，貪婪的欲望無限膨脹，「貪心不足蛇吞象」。《史記・范雎蔡澤列傳》：「欲而不知止，失其所以欲。有而不知足，失其所以有。」反觀當下社會，人心浮躁，物欲橫流，上自貪官近乎病態地瘋狂攫取以至於失身喪命，下至百姓競爭比較、傷心勞神，都屬於此列。

心神不定的第二種情況是散亂，難以聚精會神、集中精力。軍事作戰有集中優勢兵力、各個殲滅敵人的戰術。人在使用有限的精神的時候，如果能專心致志，攻其一點不及其餘的話，往往能收到事半功倍的效果。反之，如果四處出擊，面面俱到的話，則事倍功半。看看現在的學生，學習的時候聽著MP3、嚼著口香糖，開著電視、晃著腿、搖著筆的樣子，就知道他們的心神是多麼的不定。

心神不定的第三種情況是迷惑，也就是面對多種選擇不知所措，所謂五心不定，輸個乾乾淨淨。此類情形我在《疑惑》一文中會談到，在此不再贅述。

心神不定大多源於心火。輕度的可以採用食療，食用冰糖蓮子、苦丁茶會有幫助。重度的就需要用苦寒瀉心的黃連、膽星了。其實最好的方法就是靜坐、站樁，腎水上濟，津液滿口，吞咽入丹田，心火自降。

總而言之，「安」和「定」只是近義詞，很多人現在混用了，當他們說自己內心不安的時候，其實想表達的是內心七上八下不定的感覺。不安和不定中醫辨證不同，一虛一實，治療也截然不同。

孫思邈在《大醫精誠》開篇就說：「凡大醫治病，必當安神定志，無欲無求，先發大慈惻隱之心，誓願普救含靈之苦。」一起碼說明醫生先安定，才能讓患者安定。當醫生的基本生活得不到保障，為衣食住行發愁的時候，當醫生算計每個月領的薪資的時候，當醫生為股票的漲跌牽腸掛肚的時候，他怎可能靜心、聚精會神為患者檢查，體會病機氣機的變化，耐心細心地給予治療？當社會大環境逼得醫生缺德的時候，受難的只能是患者了。

寧靜。

失魂落魄、敏感、幻聽、幻視、嗜睡多夢、注意力難集中、行為乖張、言語無序、恐懼、驚疑、瘋癲

「非淡泊無以明志，非寧靜無以致遠。」此語出自諸葛亮《誡子書》，充分體現了諸葛亮這位積極入世的道學大師的修身之道，與其在《隆中對》中論述的三分天下治國之道一脈相承。淡泊就是《黃帝內經》宣導的「以恬愉為務」，也就是擯棄身體過度的本能欲望與後天強加人為的意志，才能讓先天本性自然顯現流露。

「寧」，从宀（音同「棉」），代表家居；从心，代表心情、心神；从皿，代表吃飯的碗盆；从丁，代表兒女。組合起來表述了一種安居、足食、子歸、心安的狀態。反過來說，居無定所、流離失所算不得寧；有居無家，比如鰥寡孤獨、未婚離婚，也算不得寧；家裡沒有飯吃算不得寧；沒孩子或孩子遠遊不歸，都算不得寧。簡單的一個「寧」字，體現了中國人的價值觀和幸福觀，對安居、團圓、穩定、祥和的企盼，兼具了回歸、安定的意思。

古人把子女回家探望父母稱為寧，比如出嫁的女兒回娘家探望父母，就被稱為「歸寧父母」（《詩·周南·葛覃》）。又如寧省（探望年長的親屬）、寧親（省親）、寧覲（返里省親）。

父母去世，孩子回來守父母之喪，也被稱為寧。《漢書．哀帝紀》：「前博士弟子父母死，予寧三年。」又如寧喪還家、寧告（古代官吏告假奔喪）、寧考（亡父）。《水滸傳》二十四回：「只把唐牛兒……刺配五百里外，干連的人，盡數保放寧家。」寧家就是回家。

成語「雞犬不寧」的意思首先是雞犬不回窩，再者就是鬧騰的意思。把在大街上示威遊行的人、在山上的土匪趕回家種地務農，都算是「息事寧人」。類似的詞彙還有寧內（安定國內）、寧民（安民，使人民安定）、寧家（使家庭安定）、寧亂（平息災禍戰亂）、寧親（使父母安寧）、寧邊（使邊境安定）。這種用法大概和國人長期形成的心態有關，在外總是不安全、漂泊不定，只有回家才安定。

諸葛亮說的「寧靜」是修身、齊家之道，在安居樂業、豐衣足食、子孫環繞的平靜祥和的狀態下謀求長遠，也許是長期治國，也許是養生長壽，這和中醫理論是完全一致的。

中醫認為寧不僅是一種客觀實際，更是一種健康的心態。五臟關係和諧類似於人有家；心包、心臟堅固，類似於人有居，可以保護、安藏心神；精氣充溢，滋養心神，類似於人有飯吃；心神內斂，日藏於心，夜藏於肝，類似於人有子歸家。

中醫說的寧神，就是心神回歸本位的意思，相對的就是失魂落魄，心神散亂。胸腔正中的膻中穴旁邊兩側腎經上，有三個重要的穴位，分別是神封、靈墟、神藏，意味著心藏神，就在這裡面。中國武術功夫講究含胸拔背，其實就是有意識地護藏涵養心神，不使外露、外泄。普通人見到陌生人或危險人物的時候，習慣上本能地抱起胳膊護在前胸，也是同樣的道理。中國傳統的佩玉習慣，是在膻中穴上掛個玉件，也是通靈護心的意思。不明白的可以看《紅樓夢》賈寶玉的故事。

可是現代人的教育是挺胸抬頭，似乎很威風，其實很容易受傷。特別是芭蕾舞者，職業性的訓練和習慣導致經常挺胸，結果不僅乳房發育不好，而且心理心神特別脆弱，容易受傷，甚至失神。現代女性穿高跟鞋的結果，也是使人挺胸收腹，模樣似乎好看了、性感了，結果卻是傷害了自己。人的本能是力由足起，高手可以踵吸，可是，婦人腳後跟踮起不著地，力氣也就無從談起。

當我們張開雙臂，展露胸膛，迎向我們信賴愛戀的人的時候，要想到這時也是我們最不設防、最容易受到傷害的時候。治療憂鬱症多年，我發現傷人心的都是自己最親近、最信賴的人，而敵人頂多傷我們的意志、思想和情緒。傷神的結果就是形神分離，輕則失魂落魄，如行屍走肉，重則身死魂亡。

當我們寄情於物、托命於人的時候，也就是信誓旦旦、山盟海誓的時候，其實就是放逐心神於身外的時候，一旦失物、丟人，自己的魂靈也就隨之喪失。所謂被人勾了魂，被事物迷了心竅，都是心神不寧的表現。多少人因為丟了心愛的物件，失去心愛的戀人、朋友而茶飯不思，目不交睫，癡迷呆傻，魂不守舍。

所以，當我們說一個人心神不寧的時候，描述的就可能是心神外越的人，在臨床上表現為極度的敏感，甚至可以聽到很遠距離人的談話，嚴重的還會出現幻聽、幻視。還有魂不附體，表現為嗜睡多夢，夢境如同電視連續劇，情節曲折變化，匪夷所思，甚至醒來以後還能繼續做同樣的夢。有的甚至在夢中與人交歡，夜夜春宵。有的是魂飛魄散、失魂落魄，這些人神情恍惚、注意力難以集中、行為乖張、言語無序。也可能是恐懼、驚疑的不安狀態，或者是經脈阻滯、心神失養的極度疲憊狀態，甚至是鳩占鵲巢、邪鬼入主的瘋癲狀態。

收攝魂魄就是寧神的主要目的，比起安神、定神，寧神要困難得多。古代巫醫有招魂的儀式和法術，比如《離騷》的巫咸降神、《招魂》的巫陽下招。李賀自稱「我有迷魂招不得」，憂鬱而亡。招魂在民間和宗教場所，還有作為一種神祕而有效的心理精神療法值得我們去學習和研究。

臨床上我一般建議患者透過動筆寫日記的方法，從當下開始追溯過去，輔助具體人證、物證，收集點滴的記憶，逐步喚醒患者的記憶，達到回心寧神的目的。

就現代中醫臨床治療來說，艾灸神闕和點按本神穴是最好的寧神方法。酸斂的藥物比如五味子、山茱萸、蓮子、龍骨，也有助於收攝心神。

古語有云：「見人且說三分話，不可全拋一片心。」是當為失神者座右銘。

驚悸。

尖叫、揪心、心跳加速、消化、吸收不良、心悸、聽得到自己心跳

「驚」，从馬敬聲，敬兼義，此為形聲兼義，意思是馬受到恐駭刺激以後突然躍起、嘶叫、狂奔。《說文解字》：「驚，馬駭也。」馬這種動物眼睛大，膽子小，容易受驚。後來用「驚」來指人受到突然的恐嚇刺激以後，尖叫（驚叫、驚呼、驚歎）、心陡然提起（揪心、心快跳到喉嚨口）、心跳加速（心驚肉跳）。總體而言，這是人的心神突然受到刺激、襲擾以後出現的不安不定、緊急應變、驚惶失措，所以有驚心動魄、驚魂未定、膽戰心驚之說。神明紊亂導致氣行失常，中醫總結為「驚則氣亂」。

人神藏於心中，外有心、心包護衛。氣血充盈，心和心包堅固的人心神不會輕易受到外界滋擾、刺激。即便「泰山崩於前，麋鹿戲於左」也不動心，始終處於安定、寧神狀態。

未有預期、突然發生的聲色、事變是驚心的主要原因。驚蟄的春雷，可以把冬眠沉睡的動物喚醒。突然的雷聲，曹操的英雄之論，驚得劉備把筷子都掉到了地上。恐怖片的劇情、聲音、畫面驚得觀眾尖叫連連。突然發生的事情會讓人驚奇、驚異、驚喜、驚詫、驚呆。

如果心、心包氣血虛弱，無力護持心神，人就變得特別敏感，未必有大的刺激，人也容易被驚擾。有人會被夢魘驚醒，冷汗不止；有的人不敢獨臥，害怕閃電雷聲；有的人不敢出行，害怕嘈雜喧鬧，閉戶塞牖，向隅而泣。

古人審案、說書都用驚堂木（醒木），現代的法庭也用木棰敲擊木座，整肅現場聽眾。這種木頭的撞擊聲的確有效果，不悅耳，但是驚心。

《素問．陽明脈解篇》說：「黃帝問曰：足陽明之脈病，惡人與火，聞木音則惕然而驚，鐘鼓不為動。聞木音而驚，何也？願聞其故。岐伯對曰：陽明者胃脈也，胃者，土也，故聞木音而驚者，土惡木也。」翻譯成白話就是，黃帝問道：「足陽明胃經脈有問題的人，討厭見人和火，聽到擊打木頭的聲音就害怕、驚恐，而不為敲鐘鼓的聲音所動，這是為什麼？」岐伯回答說：「足陽明胃無形之中屬於土，因為木克土，土惡木，所以聽不得敲擊木頭的聲音。」

十人九胃病，一般人多少都有些消化、吸收不良的問題。所以都會對敲木的聲音敏感。前幾天看電視，山西華陰老腔《將令一聲震山川》，幾位關中大漢撥著琴弦，肆無忌憚地扯著嗓子吼著，那叫一個酣暢淋漓。其間一位老者突然搬個凳子跳將出來，用手中木塊敲打凳子，啪啪作響，那叫一個驚心動魄，真是觸及靈魂。

中醫把驚歸於七情，七情過度變化會傷害心神。古人以平抑七情為養生之道。現代人尋求驚險刺激、玩的就是心跳，高空彈跳、衝浪、攀岩、雲霄飛車，不一而足，實在是有違自然之道。平時養生，我建議人們睡覺的時候就把電話關了、拔了，免得深更半夜熟睡的時候被電話鈴聲驚醒而傷神。人們習慣用鬧鐘叫醒自己，其實也不好，不如睡前靜心對自己默念幾句該幾點起床，到時候生理時鐘自然喚醒自己較好。

「悸」的意思是能感覺到自己快速的心跳。成語中有「心有餘悸」一詞。

人的心無時無刻不在跳動，但是正常的情況下人感覺不到。偶爾在激動、興奮、害怕的時候感覺到了心跳，比如心頭小鹿亂撞，甚至心快跳出來了，但很快恢復平靜也算正常。不過，長期自覺或不自覺地能感覺到自己快速的心跳，那就是病態了。其實這就是心神外越，也就是心神不寧的表現。心悸大多由驚而起，起因和初期症狀為心跳加快，嚴重到自己能感覺到，甚至失魂落魄，即為悸。

宋梅堯臣《送天臺李令庭芝詩》：「至險可悸栗，至怪可駭喪。」意思就是說驚險、怪異的刺激能使人心悸、戰慄、恐懼、失神。李白的《夢遊天姥吟留別》：「忽魂悸以魄動，恍驚起而長嗟。」說的就是這種驚心動魄、自覺心跳的感覺。

遇到出乎意料、不能理解的事變，也容易讓人驚悸。漢應劭《風俗通義》卷九：「世間人家多有見赤白光為變怪者。五月末所，於中門外臥，夜半後，見東壁正白，如開門明。呼問左右，左右莫見，因起自往，手擦摸之，壁自如故，還床，復見之，心大悸動。」說的是有戶人家出了件怪事，在陰曆五月底沒有月亮的時候，人在院子裡門外睡覺，半夜以後，忽然看見東牆現出白光，趕緊叫左右人來看，他們都說沒看見，前往用手撫摸，東牆還是那樣子。此人又回到床上躺下，結果又看見東牆白光，於是心狂跳不已。

有的人是被噩夢驚嚇，遂至心悸。《魏書．世宗紀》記載，南北朝北魏武帝元恪的母親高夫人，「夢為日所逐，避於床下。日化為龍，繞己數匝，寤而驚悸，既而有娠。太和七年閏四月，生帝於平城宮」。說的是元恪的母親夢見自己被太陽追趕，嚇得躲到床下，太陽又變成龍，在她身上繞了幾圈，她被驚醒後仍心有餘悸，後來就懷孕了，在西元四八三年於大同生下了元恪。

心悸日久，失魂落魄，也就離死不遠了。《初刻拍案驚奇》卷十七講了吳氏與道士偷情，不惜殺害親生兒子的故事。後來縣官識破姦情，殺了道士，看在孝子面上放吳氏回家。吳氏回來以後「只是思想前事，未免悒悒不快，又有些驚悸成病，不久而死」。

《漢書．王莽傳》云：「太師王舜自莽篡位後病悸，寖劇，死。」說的是太師王舜自從王莽篡位以後，受了驚嚇，得了心跳過快的毛病，病情漸重，最後就這麼死了。

《老子》曰：「視之不見名曰夷，聽之不聞名曰希。」人若希夷，何得驚悸？

怔忡。

期外收縮、心房顫動、心肌缺血、心肌梗塞、突然心跳加速、氣血上湧

怔忡是心悸惡化到一定程度以後出現的症狀，就是在自覺心慌、心跳、心跳過快的基礎上，出現了自覺心跳突然停頓或者突然啟動，也就是自覺心跳不規律，心律不整。有的人偶爾能感覺到，到了醫院照心電圖又檢查不出來，有的只好上跑步機，誘發檢測出來。有的則是影像學檢查上有明顯的改變，被診斷為期外收縮、心房顫動、心肌缺血或心肌梗塞。

「怔」是形聲字，發音同「蒸」，含義是停頓。人常說的「愣怔」，就是這個意思。說起「怔」，就不能不說到賈寶玉，這個不諳世事的呆子，就經常發怔。發怔的原因可能是受到了突然的驚嚇，驚呆了。《紅樓夢》第三十回：「寶玉素日雖是口角伶俐，只是此時一心總為金釧兒感傷，恨不得此時也身亡命殞，跟了金釧兒去。如今見了他父親說這些話，究竟不曾聽見，只是怔呵呵的站著。」這廝調戲女孩不以為意，不料出了人命，被父親責問，以至於此。

也可能是碰到不可思議、難以理解的事情，腦子轉不過來。《紅樓夢》第二十六回：

「寶玉怔了半天，方解過來是薛蟠哄他。」凡事都往心裡擱、給個棒槌都當針的人，容易出現這個問題。《紅樓夢》七十八回：「寶玉聽了，怔了半天，因看著那院中的香藤異蔓，仍是翠翠青青，忽比昨日好似改作淒涼了一般，更又添了傷感，默默出來。」黯然神傷的感覺彷彿心跳停止似的。

還有可能是心不在焉，神遊物外，空餘皮囊呆立。《紅樓夢》第二十九回：「話說寶玉正自發怔，不想黛玉將手帕子甩了來，正碰在眼睛上，倒唬了一跳，問是誰？林黛玉搖著頭兒笑道：『不敢，是我失了手，因為寶姐姐要看呆雁，我比給她看，不想失了手。』」寶玉被稱為呆雁，其實就是出神，等回神的時候就是被嚇了一跳，發怔的樣子刻畫得很傳神。

還有就是情到深處，不僅心跳停頓、呼吸停止，大概地球也停止了轉動，時間也凝固了。《紅樓夢》第三十二回：「林黛玉……如轟雷掣電，細細思之，竟比自己肺腑中掏出來的還覺懇切，竟有萬句言語，滿心要說，只是半個字也不能吐，卻怔怔的望著他。此時寶玉心中也有萬句言語，不知從哪一句上說起，卻也怔怔的望著黛玉……」

從脈象上看，怔的表現是心跳和脈搏出現間歇、停頓。中醫把伴有規律停頓的脈叫做代脈，通常是在有規律的搏動中出現有規律的停頓。這還屬於早期，容易治療的怔。嚴重的就是出現完全沒有規律的停頓，中醫把心率緩慢的叫做結脈，心率很快的叫做促脈。

「忡」，發音同「沖」，含義相近，是突然啟動、加快的意思。很多人包括我自己，習慣讀為「中」。其實還有另外一個詞「怔忪」，其中的「忪」發音同「中」，含義與「怔」相近，而「忡」的含義正好與「怔」相反。

《詩經・召南・草蟲》：「未見君子，憂心忡忡。」描寫的是相思的人急切、衝動的心情，類似的詞還有憂心如搗、憂心如焚。其他的情緒、情感變化，同樣也會影響到心率和心律。比如元張可久《小桃紅・倚闌花影背東風曲》：「恨忡忡，一春愁壓眉山重。」更不必說焦慮、煩躁導致的心跳突然加速。

《紅樓夢》第七十九回中寶玉把詩改成「茜紗窗下，我本無緣。黃土壟中，卿何薄命」！以至於「黛玉聽了，忡然變色，心中雖有無限的狐疑，外面卻不肯露出」。這個「忡然」就是突然心跳加速、氣血上湧的樣子，以至於臉色大變。言者無意，聽者有心。本來黛玉就是個敏感多疑的主兒，加上這番話語的刺激，心情、心神不被觸動才怪。

「怔忡」兩個字同用，相反相成，意思就是心跳忽快忽慢、忽起忽落。這是典型的心氣不定、心神散亂的表現，屬於危重症。人人皆知，勻速跑是最省力的，忽快忽慢的變速跑最耗氣力。競賽的時候，一個團隊總要犧牲一個隊員，讓他去突然啟動或者減速，或領跑或尾隨，以期打亂對手的節奏，護持勻速跑的隊友奪冠。心跳也是如此，心神安定的規律心跳，是健康長壽的保證。俗話說：「事不關心，關心則亂。」怔忡就是心亂的具體體現。

看看《紅樓夢》第七十回：「爭奈寶玉因冷遁了柳湘蓮，劍刎了尤小妹，金逝了尤二姐，氣病了柳五兒，連連接接，閒愁胡恨，一重不了一重添，弄得情色若癡，語言常亂，似染怔忡之疾，慌的襲人等又不敢回賈母，只百般逗他頑笑。」這種感情的傷害遠比情緒的刺激要劇烈，以至於寶玉出現了心律、精神失常。

《聊齋志異．聶小倩》：「寧詰其意，曰：『三日來，心怔忡無停息，意金華妖物，恨妾遠遁，恐旦晚尋及也。』」這裡的心怔忡無停息，意思就是自覺每天每夜心跳忽而停頓，忽而啟動。

預防怔忡的發生，以護心為首要。首先避免情緒的劇烈變化，喜、怒、憂、思、悲、恐、驚中，以驚最易導致怔，憂易致忡。其次要避免感情、情感傷害。愛恨情仇、貪嗔癡怨都很容易導致心神不安定，甚至散亂。「怔忡」的反義詞應該是「安定」、「寧靜」、「心如止水」、「波瀾不起」。古人形容人鎮定自若，「泰山崩於前，麋鹿戲於左」，皆不為所動。這種定力，需要身心的培養和訓練。

對已經出現怔忡的病人，在調理其情志的同時，必須用針藥養護、安定心神。比如人參能「安精神，定魂魄，止驚悸」。茯神能利水，解除心臟負擔，治療心悸，使心神得伏藏。琥珀能安魂定魄。炙甘草湯能治療「心動悸，脈結代」。以艾灸關元、神闕回神，針刺神門、曲澤調整心律，也不失為有效的方法。

焦慮。

焦慮症、心悸、胸悶、呼吸次數加快、全身無力、睡眠障礙、消化功能紊亂、手抖手麻、月經不調、性欲亢進、尿頻、眩暈、呼吸困難、口乾、出汗

「慮」，是思的延伸。《內經》中講「因思而遠慕謂之慮」，因為它是未來式，還沒有發生，但同時又牽動了人的情感，讓人羨慕、企盼，挑動了人的欲望和情緒。所以在翻譯七情喜、怒、憂、思、悲、恐、驚的時候，一般把「思」翻譯成了「慮」，英文是anxiety，而不是翻譯成thinking或idea。有人把「慮」翻譯成worry，其實是把「憂」和「慮」混淆了。憂是擔心、害怕將來發生的事情，慮是企盼、期待將來發生的事情。

說到「焦」，就是火燒火燎般的急躁。《水滸傳》裡有一首詩：「赤日炎炎似火燒，野田禾稻半枯焦。農夫心內如湯煮，公子王孫把扇搖。」說的就是這種心情。所以說焦慮，就是一種急切、煩躁、火燒火燎地企盼、期待事情發生的心情。anxiety來源於anxious，也就是熱切的、渴望的，這和「焦慮」的中文意思是完全一致的。

人的思想是後天的產物，和自然規律有差距。自然之道是不以人的意志為轉移的，所以心想事成的可能性不大，事之不如意者十之八九，所以人的思想大多數是妄想、臆度、一廂

情願。不切實際的思慮，只能使人處在長久的焦躁期待之中或期待的焦躁中。

有齣相聲叫做《扔靴子》，說的是一位老人一直等待樓上的房客扔下第二隻靴子，以至一夜沒睡。老人的這種狀態就是焦慮。焦慮的產生源於以前的思維定式，也就是說老人過去的經驗使他形成了下意識的反射。聽到房客上樓扔下第一隻靴子以後，心理就開始期待第二隻靴子落下的聲音，這就是因思而遠慕，慕而不得，期待愈來愈久，也就形成了焦慮。

不必笑這個老人，其實我們每個人都多多少少有類似的焦慮。

焦慮是急切地企盼將來發生的事情，這種心態也是早期心理情緒創傷形成的條件反射和放大，形成絕對的有因必有果的情緒習慣。為了避免焦慮的產生，我們應該檢討一下自己的思維定式和情緒習慣，特別是在兒童期形成的條件反射，避免非此即彼、因果必報等極端的思維方式，比如說「有志者事竟成」、「皇天不負苦心人」、「善有善報」等說教。有的需要時間，所謂時候未到，有的還需要其他條件。當然最重要的是人應該多經歷磨練，見多識廣了，也就知道一種原因會有多種結果，也就不會鑽牛角尖，在一棵樹上吊死了。

清人陳伯崖說過，「人到無求品自高」。追究焦慮產生的根本原因，還在於內心欲火得不到滿足，無法熄滅。最基本的欲火來自食欲和性欲。這兩種最基本的欲望得不到滿足的話，人的焦慮情緒就會以其他面目出現，搞得最後連患者本人都不知道自己是在期待什麼。這種情況有的是因為條件所限，無法得到滿足，有的是因為自己刻意壓抑自己的真情實感，導致內心矛盾衝突不斷加重，最終失控或者爆發，導致煩躁甚至狂躁。

另外的欲火來自於社會環境的鼓噪、煽動，就是所謂的名利、地位的比較競爭，使人陷入強迫、紛爭之中不能自拔，總是在焦躁地期待身外之物。常言道：「成敗在天，毀譽由人。」這些都是由不得自己的事情。而人如果苦心孤詣地指望由不得自己的事情，那就等同於自暴自棄了。所以《黃帝內經》反覆告誡人們要恬淡、寡欲，要內求，自得其樂。所謂處之泰然，就是上冷下熱，四肢、小腹溫暖，頭腦冷靜。而焦慮的人無一不是處之否然，上熱下寒，頭腦發熱，心急火燎，欲火焚身，手腳、肚子冰涼。

現在臨床上很多人會以焦慮為主訴來求診，也有人被診斷為焦慮症而來尋求中醫治療。患者以青壯年女性居多。初期症狀有點兒類似中醫的臟躁。《金匱要略．婦人雜病脈症并治》：「婦人臟躁，喜悲傷欲哭，象如神靈所作，數欠伸。」嚴重的焦慮會持續性或突發性出現莫名其妙的緊張和不安，甚至產生瀕死感。患者擔心自己會失去控制，可能突然昏倒或「發瘋」。

中醫治療應當首先分清是憂還是慮。大多數患者憂慮不分，而醫生必須診斷明確，因為憂是虛寒，慮是虛火，憂和慮的中醫治療完全不同。對未來生活缺乏信心和樂趣，對周圍環境不能清晰地感知和認識，思維變得簡單和模糊，整天專注於自己的健康狀態，擔心疾病再度發作的，是憂。

根據中醫身心相關理論，焦慮患者表現出來的生理、心理症狀為：心悸、心慌、胸悶、氣短、心前區不適或疼痛，心跳和呼吸次數加快，全身無力，伴有失眠、早醒、夢魘等睡眠障礙，消化功能紊亂。大多數焦慮症病人還有手抖、手指震顫或麻木、陣發性潮紅或冷感、月經不調、性欲亢進、尿意頻急、頭昏、眩暈、暈厥、呼吸困難、口乾、出汗等症狀。情緒激動、敏感，易被激怒，經常無故地發怒，與家人爭吵，對什麼事情都看不順眼，不滿意。

其次要查清患者是否有明確的標的。那個焦慮失眠的老人至少還知道自己在等靴子扔下。臨床上很多患者由於長期情欲不遂的積累，以至於到最後反而不知道自己為何而焦慮。這就需要耐心細心、剝繭抽絲般地幫助患者理清思路、梳理情緒。

物質決定意識，生理決定心理。中醫治療焦慮，定位在心神，診斷為虛火，病因為妄想。透過針刺、艾灸、服藥、按摩等手段，可以解除其生理症狀，繼而有助於進一步改善心理狀態。有的焦慮患者，緩解其生理症狀後，心理問題往往迎刃而解，不治而癒。當然，那些沉迷於功名利祿而不能自拔的人，也許中醫治療會緩解一時，但是價值觀不改、生活態度不變的話，焦慮、躁鬱還會復發，直至傷神殞命。所謂醫生治病不治命，蓋源於此。

煩躁。

頭痛發熱、心痛胸悶、四肢冰涼、遊走性關節炎、梅核氣、胸痹、水氣病、胃中泛酸燒心、過動症、舌質乾裂、舌苔剝脱、無法入睡、心火胃火亢盛

「煩」是會意字，从頁，从火。「頁」是人頭，比如頸項，「頭」、「煩」兩個字都是用「頁」作偏旁部首。頭為諸陽之會，本身就熱，加上火性炎上。「煩」的本義是發熱、頭疼。《說文》：「煩，熱頭痛也。」就是老百姓常說的上火發燒，頭疼腦熱。

《靈樞·癲狂》說：「厥逆為病也，足暴清，胸若將裂，腸若將以刀切之，煩而不能食，脈大小皆澀。」意思是說，有的病人手腳冰涼，腳的顏色發青，而胸滿脹得好像要裂開了，肚子肝腸寸斷，疼得好像被刀切。頭疼發熱吃不下飯，脈是澀滯不暢的。其中的煩就是頭疼、發熱的意思。臨床上這種頭胸發熱，四肢冰涼的情況很多，中醫稱為上熱下寒，或者熱深厥亦深，是陰陽隔絕，痞塞不通的表現。

《素問·刺熱篇》說：「心熱病者，先不樂，數日乃熱，熱爭則卒心痛，煩悶善嘔，頭痛面赤無汗。」意思是說：「熱邪傳到心包和心的時候病人起初情緒低落，過幾天出現高熱，進而出現心痛的症狀。頭部發熱疼痛，胸悶，老是乾嘔，臉色發紅，但是沒有汗出。」

這裡的煩也是指頭腦發熱。

由於腦為元神之府，火氣上沖頭，初期會出現發熱、頭疼症狀，久而久之就會影響人的情緒、情感、精神。後來，人們逐漸把讓人為難、頭疼的情緒也稱為煩，但是前面大多加個「心」字，以區別於生理的煩。

《素問．脈要精微論篇》說：「夫脈者，血之府也，長則氣治，短則氣病，數則煩心，大則病進。」意思是說，血管是血液的容器，脈象長，說明氣是調和的；脈象短，說明氣塞不通；脈數跳得快，說明心中有熱；脈象波幅很大，說明病情加重了。煩心是熱擾心神，初期加快生理性的心率，進而影響情緒、情感、神明。

《靈樞．厥病》論「風痹死症」云：「……風痹淫濼，病不可已者，足如履冰，時如入湯中，股脛淫濼，煩心頭痛。」意思是說，遊走性關節炎，老是不好，一會兒自覺雙腳冰涼，像走在冰雪上，一會兒又覺得發熱，像泡在熱水裡面，病情進一步發展到小腿和大腿，病人會出現心中煩熱、頭痛症狀。

五行之中，心與心包屬火，腎屬水。人與天地相應，正常的狀態應當心火下降，腎水蒸騰，就像天氣下降為雨，地氣上升為雲，往復循環。這就是所謂的水火既濟，天地交泰，也就是《易經》中的泰卦。如果人體產生鬱結，就會導致上下隔絕不通。這些鬱結有的是無形的邪氣，有的是痰飲，有的是瘀血，久而成患。鬱結的部位一般都在任脈上，有的在咽喉，比如臆球症；有的在胸中，比如胸痹；有的在心下，比如虛痞、結胸；有的在臍周，比如水氣病；有的在關元，比如奔豚症。這會使火氣不降反升，熏灼頭腦，寒水無法蒸騰，凝滯於下，熱者愈熱，寒者愈寒。這就是《易經》中的「否」卦，中醫稱之為「痞」。

經脈鬱結，導致心中有熱，上攻於頭，就是煩的內因。消散鬱結，疏通經脈，就是治療煩的方法，也就達到了成語「否極泰來」的成效。

煩的外因，一是由於暑熱邪氣外襲頭腦，比如《素問．生氣通天論篇》所言：「因於暑，汗，煩則喘喝，靜則多言，體若燔炭，汗出而散。」意思是說：由於中暑出汗，頭上發燒，病人不停地喘氣喝水，身體不動的時候卻好說話，體溫高得像燒著的火炭，透過發汗的方法治療就好了。我在臨床上一般用辛涼解表，針刺風池、大椎疏散熱邪，緩解疼痛。

二是處事繁雜紛亂，攪鬧心神。在古代「煩」與「繁」同音同義，經常通用。比如「小人不避其禁，故刑煩」（《商君書．算地》）、「世濁則禮煩」（《呂氏春秋．音初》）、「列五王之德，煩煩如繁諸乎」（《大戴禮記．少間》）。類似的詞彙不勝枚舉，比如「不厭其煩」、「要言不煩」、「麻煩」、「煩瑣」等。《素問．生氣通天論篇》：「陽氣者，煩勞則張，精絕，辟積於夏，使人煎厥。」意思是說，過度頻繁動用陽氣，就會耗傷精血，到了夏天沒有陰液的滋養降溫，就會讓人熱昏。

中醫診斷經常要分清楚是邪氣實還是正氣虛。有的人外界事務過多，突破了心理承受極限，導致心中焦躁不寧、厭倦，這是外繫導致內煩，是邪氣實，應當適當減少應酬、工作。透過服藥清解鬱結在心中的毒火，也是積極有效的方法。一般用苦寒瀉心的藥物治療，比如黃連解毒湯等。

而有的人並沒有做多少事情，但是心中總是焦躁不寧，這是心虛不能任物，是心氣、心血虛。中醫稱之為「虛煩」。治療應當靜養，恢復心氣心血。《金匱要略》云：「虛勞、虛煩不得眠，酸棗仁湯主之。」用酸棗仁補養肝血，讓人沉睡安眠，解除心勞過度導致的煩躁。《傷寒論》說：「發汗吐下後，虛煩不得眠。若劇者，必反覆顛倒，心中懊憹，梔子豉湯主之。」說的是如何治療人們說不清、道不明的煩躁、心中發熱、胃中泛酸燒心等症。《傷寒論》載：「少陰病，得之二、三日以上，心中煩，不得臥，黃連阿膠湯主之。」介紹的是心血耗傷到了極點，舌質乾裂，舌表如溝壑縱橫，舌苔剝脫，且根本無法入睡的心陰血不足的治療方法。

當然，人在做不喜歡、不情願的事情時容易產生牴觸，進而出現煩躁、厭惡情緒，甚至會毀物傷人。我看現在的孩子沉迷於網路遊戲，樂此不疲，然而一旦父母規勸，說到課業，那個煩勁兒就上來了。治療網路成癮的根本在於開心竅、調心神，這是一項艱巨的工作，近乎幫人戒毒。

「躁」是手足亂動、不得寧靜的意思。《說文》：「躁，疾也。」《管子．心術》中則說：「躁者不靜。」巽為躁卦，風火相扇，如同朱雀公雞，急切好鬥。

現在臨床常見過動症的兒童，他們坐不住，小動作多，容易惹惱同學，咬鉛筆，咬指甲，不能靜心聽課，注意力不集中，東走西跑。還有的孩子晚上睡覺躁動不寧，在床上翻來轉去，睡前朝東，醒來衝北，蹬開被子，床單都擰成麻花。有的還會有入睡困難、流口水的問題。

成人有焦躁症狀的也為數不少，他們大多四處出擊，整天忙得人仰馬翻，但是對每件事情都無法保持持久的熱情。坐下來抖動腿，躺下來輾轉反側。有的手腳心燒灼，不知道該放在什麼地方。更有甚者，幾近躁狂，情緒高漲，意念飄忽，莫名欣快，易受刺激而暴怒，且好鬥具攻擊性。

和「煩」一樣，「躁」本來也是形容生理症狀，後來引申於描述情緒、性格、精神，其本質大多也是來自內在心火、胃火。由於無法保證食品安全，現代兒童容易攝入大量含荷爾蒙的動植物，再加上餵養不當，營養過剩，導致兒童心火、胃火亢盛。外部環境存在緊張激烈的競爭，無限的比較和欲望膨脹，也使得人們內生心火，不能自持。

我認為禁止過動症孩子吃雞肉、巧克力、羊肉串、碳酸冷飲是絕對必要的。而成人學會靜坐、站樁，對克服焦躁情緒是有幫助的。

悲哀。

違心、肺氣、心氣、心神、臟躁

「悲」从心非聲，非兼義，此為形聲兼義。要想知道「悲」，也就是「非心」的確切含義，就先得說說「非」。

「非」在金文作「兆」，像相背展開的雙翅，雙翅相背，表示違背。《說文》注：「非，違也。從飛下翅，取其相背也。」本義是違背、不合。比如《道德經》開篇：「道可道，非常道。」意思就是說，能說出來的道，就違背了永恆的道，也就不是道了。其他的詞彙還有「非禮」、「非法」，等等，都是違背的意思。古人以順應自然為是，違背自然為非。後來的「非」也就有了不、不是、不對、錯誤的意思。

所以悲的第一層意思，就是遭受違背心願的事情以後人的心理感受，也就是違心、不順心的感覺。人常說事之不如意者，十之八九。謀畫的失敗，情感的挫折，所願不得，所欲不遂，往往讓人產生悲的情緒。

而非到了一定程度，也就是相互違背；背道而馳到了一定階段，就會出現分離。人常說的非分之想，其本義是勞燕分飛、即將分離的打算。

因此，悲的第二層意思，就是分離時人的心理、情緒。古人以聚合為喜為歡，以離別為悲為哀，所以有「人有悲歡離合，月有陰晴圓缺」的詞句。中藥有百合、合歡，可以治療悲苦的情緒。佛曰人有七苦：生、老、病、死、怨憎會、愛別離、求不得。其中愛別離所產生的情緒，就是悲。

非的最終結果就是分裂、斷絕。悲到了極點就是心碎，也就是撕心裂肺、肝腸寸斷、傷心、傷痛的感覺。憂愁使人氣結，而悲傷則使人氣斷。人生大悲莫過於生離死別，悲莫悲兮生別離，在與戀人、愛人分手時，會產生悲涼的情緒。「白骨露於野，千里無雞鳴。生民百遺一，念之斷人腸。」親人去世，會產生悲傷的情緒。兔死狐悲、物傷其類、斷腸人在天涯等等，說的也是類似的感覺。後來悲也被演繹成了憐憫、慈愛，所謂悲天憫人、出家人慈悲為懷、大悲咒等。在此不多討論。

「哀」與「愛」同音，有時通用。《釋名．釋言語》：「哀，愛也，愛乃思念之也。」《管子．侈靡》言：「國雖弱，令必敬以哀。」郭沫若等集校引李哲明曰：「哀讀為愛，古字通。」《呂氏春秋．慎大覽．報更》說：「人主胡可以不務哀士？士其難知，唯博之為可。」高誘注：「哀，愛也。」

但是哀與愛的區別在於，哀是欲愛而不能，欲愛而不得的意思，由此派生出了憐惜、憐惘、悲傷、遺憾、不快的意思，也就是佛門七苦中求不得的感覺。杜牧在《阿房宮賦》中寫道：「秦人不暇自哀，而後人哀之，後人哀之而不鑒之，亦使後人而復哀後人也。」其中的哀，就不乏為之遺憾、覺得可惜的意思。

哀和愁都是面對無奈、無能為力的心態，不同的是，愁是還在較勁，而哀是放棄、示弱、可憐的心態。唉聲嘆氣就是這種表現。人之將死，其言也善；鳥之將死，其鳴也哀！

悲和哀都有傷痛的意思。悲是心情、心意因違逆、分離、決裂而痛苦，而哀是因為心願不能實現滿足而痛苦。一實一虛，感覺不同。悲有肅殺、割裂的意思，所以在五行之中歸類於金，應秋氣，屬肺志，以哭泣能緩解，以宣散清降肺氣能治癒。而哀是虛證，心氣足則能愛，心氣虛則只能示哀，看見什麼都覺可憐、遺憾、傷感，日子久了則為疚，治療需要靜養心神、補足心氣。《金匱要略》：「婦人臟躁，喜悲傷欲哭，象如神靈所作，數欠伸，甘麥大棗湯主之。」

《素問・上古天真論篇》描述了人的理想生活：「是以志閑而少欲，心安而不懼，形勞而不倦，氣從以順，各從其欲，皆得所願。」人們高下不相慕，不比較、不競爭，人的欲望就少一些，所欲不遂的機率就少。如此生活，悲哀又從何而來呢？

《靈樞・口問》說：「悲哀憂愁則心動，心動則五臟六腑皆搖。」如果我們控制不好自己的情緒，內心總是生活在動盪、風雨飄搖之中，怎麼會有氣定神閒、心安理得的時候呢？

愧疚。

憂鬱症、情緒低落、喪失興趣、難以集中注意力、恐懼不安、愧疚自責、自殘、自殺、長期失眠、膽小害羞、緊張、手心出汗、多愁善感、脆弱

「愧」和「疚」是憂鬱症患者常見的情緒和心態，嚴重時會導致患者自殘和自殺。作為醫生，本著「上工治未病」、防患於未然的精神，很有必要仔細研究和準確掌握患者的心理變化，並及時給予妥貼的關愛和治療。

人的精神和情緒狀態有積極、好動、向上、進取、樂觀等陽性的一面，也有消極、沉淪、安靜、畏縮、悲觀等陰性的一面。陰陽平衡、相輔相成、交替出現，這是常態。人們日出而作，日入而息。陽性的精神出現在白天，陰性的精神出現在夜晚。也有陰陽顛倒的，白天睡覺，晚上工作，比如毛澤東的生活習慣就是如此。即便是陰陽顛倒，但陰陽還是平衡的，交替更迭。中醫把白天陽性的精神、情緒狀態名之曰「神」，把陰性的精神狀態名之曰「魂」和「魄」。

請注意，代表陰神的「魂」、「魄」都帶有一個「鬼」，鬼與神相對，一陰一陽。鬼者歸也，所謂視死如歸。鬼也代表人之將死、已死的狀態。魂魄一半是鬼，喻示人在睡眠中，

處於半死不活的狀態。所以道家稱睡眠為小死、假死，其實生死本是交替出現的，不得小死，也難得大活。經常不死，只能不活。

所以，如果陽性的精神狀態亢奮過頭，搞得人激動、興奮，最終失眠，到了次日接著工作，再繼續亢奮，這就是陰虛陽亢、陰陽失衡。長期的失眠，就會使陰性的精神以睡眠以外的另一個面目出現，因為陰陽總是要平衡的。那就是清醒時的負面精神、情緒和行為：情緒低落、喪失興趣、難以集中注意力、恐懼不安、懊悔、愧疚、自責、自殘，甚至自殺。

「愧」，从心鬼聲，鬼兼義，形聲兼義，發音近乎「鬼」，含義是心中有鬼，就是內心有負面、陰暗的精神、情感、情緒。這種愧的情感大概有以下幾個表現。

首先，愧是虧心，想了或者做了違背自己價值觀和道德標準的事，反思以後感覺虧欠，也就是與完美標準有差距。有些家庭家教很嚴，父母對子女較少表現體貼和溫情，以至於外界強加的標準與孩子的實際能力相差較大，導致孩子常常出現虧欠心理。這是外因。

從內因來講，虧心就是心虧，中醫認為心包氣血不足的人，容易出現羞愧，表現為膽小、害羞、緊張、臉紅、心跳、手心出汗、不敢直視或對視，屬於沒做虧心事，半夜也心驚的那種人。仔細分析一下，導致患者產生愧的原因，大多是一般人不以為然的事情。心氣不足的人，容易拿根雞毛當令箭，容易誇大痛苦、渲染事實。所以矯正和治療愧，一要降低父母要求和自我要求的標準，特別要禁止父母強迫孩子完成自己未竟心願的那些病態行為。其次，要補益心血、心氣。雖說勞心者治人，但是勞心者大多活得不快樂，甚至很痛苦。

其次，愧是自卑，自己看不起自己，經常否定自己，貶低自己，自覺慚愧，甚至自慚形穢。比起就事論事否定自己來，自卑是對人的全面否定，也就是無論做什麼事都覺得自己不行。自卑源於比較、競爭，多數自卑的人起初是受到父母、老師、同學長期有意無意的譏諷、挖苦和貶低，傷害了心氣，進而產生對自身的懷疑和否定。

自卑的人有示弱和逞強兩種極端表現，示弱的人總是表現出畏縮、後退，渴望被幫助、關愛的樣子，如果外部生存環境好，尚能慢慢自我調整，恢復到正常。反之，極易禁不起挫折、打擊，走向自絕。逞強的人，是試圖在競爭中取勝，向別人證明自己，再透過別人的肯定，來達到自我認同的目的。這種透過外求來解決內患的方法，往往是緣木求魚，最終把自己搞得很累，始終處在看別人臉色生活的境遇，很難自得其樂。

「疚」，从疒久聲，久兼義，此為形聲兼義，是心病日久以後產生的自責和罪惡感。可以說愧久了，就會出現疚。也就是說病人從開始的虧欠、自卑的虛症，進而轉向了責備、譴責、傷害、殺害自己的實症。開始總說對不起別人，現在要採取行動做個了斷。

天造地設，幸而為人，本來是讓人興高采烈的事情，但是群居生活形成江湖、社會，為了統治的需要，就產生了無數的教派，讓人變成被馴服的工具。這些教派有兩個基本特點，要不就是先讓你感到自己有缺點、錯誤，需要懺悔、改正，實在找不出一點問題，就搞出個原罪來，讓人背上沉重的精神負擔，有的甚至讓你呼吸、喝水、吃飯都產生罪惡感，說你殺生了。要不就是把自己或者自己信奉的某種教搞得極其神祕、高大、莊嚴，讓受眾產生相對的卑微、低下，甚至忍不住要下跪的感覺，或啟發、誘導你去自責、懺悔，進而產生愧疚的情緒。

很多人中招，在不斷地削足適履、改變自己適應社會的過程中，不斷壓抑、削弱心氣，最終崩潰。臨床經驗證明，所有憂鬱症病人不是因為事情而內疚，而是感覺內疚，找件事情當理由。心理醫生喋喋不休，今天治癒了病人的內疚，明天病人又會找到另一件事情來內疚。所以解除心病、補益心氣是治療愧疚的根本。

天上地下，唯我獨尊。這並不是專屬於先哲聖人的專利，而是我們每個人都應該有的自尊。過去，武林中確實流傳一種「神拳」，可以隔空打人。一位學生問他的師父，遇到這種拳該怎麼辦。他師父教了他一個手訣，是握拳豎起大拇指對著對方，默念一個口訣：「去你媽的三百三。」今天，我們很多心包經弱、多愁善感、脆弱的人，應該學會這個方法，保護自己，抵制邪氣。

對於有自傷、自殘、自殺心理和行為的，臨床治療以驅邪為主，可以針刺十三鬼穴，或局部放血。對於初期自覺愧疚、失眠、早醒、噩夢、多夢的，治療以艾灸、湯藥為主，以寧心安神，恢復精神與魂魄的平衡。

疑惑。

焦慮症、憂鬱症、不安全感、心胸狹窄、膽萎縮、膽結石、優柔寡斷

「疑」是形聲字，小篆字形从匕矢止，指刀箭停止，借喻思想停頓。子是幼子，子止喻幼子多有不懂、不信之事。「疑」的本義是不信，有句成語叫做「半信半疑」。但是，與其說疑是不相信，不如說疑是相信其相反的那一面。僅僅把「疑」翻譯成disbelieve（不信）不行，翻譯成doubt、suspect（懷疑）又不全面。確切地說，疑是一種不信正面、相信負面的心態。所以疑也是一種信，我把這種心態叫做「負面相信」。

疑是焦慮症、憂鬱症患者的常見心態。李白的名句：「床前明月光，疑是地上霜。」把皎潔明亮的月光當成了冷霜，很傳神地表達了身在異鄉的遊子孤獨淒涼的負面心境。

漢代的應劭，寫了一部書叫《風俗通義》，書中記錄了很多「見怪驚怖以自傷者」，就是少見多怪，還把自己嚇出毛病來的人。「杯弓蛇影」就是寫他祖父應郴遇到的一件怪事。

某年夏至那天，當縣令的應郴把主簿杜宣請來一起飲酒。當時，在喝酒那個廳堂的北牆上，懸掛著一張紅色的弓。由於光線折射，那張弓在酒中的影子就像一條蛇在蠕動。杜宣又

怕又噁心，可這是上司請喝的酒，只好硬著頭皮喝下去。當天就覺得胸部和腹部都疼痛異常，難以忍受，連吃飯、喝水都非常困難。服用各種藥物，也不見好轉。

有一天，應郴因為有事，來到杜宣家中，發現他病得很重，便詢問他怎麼會得這種病。杜宣把那天喝酒時的事告訴了他，並堅持說那條蛇還在他的肚子裡。應郴回到廳堂裡冥思苦想，看到懸掛在北牆上的那張紅色的弓，心中明白了。應郴立刻把杜宣接來。他讓杜宣坐在原來坐的位置上，斟了一杯酒，隨後指著杯中的「蛇」對杜宣說：「你所說的蛇，只不過是牆上那張弓的倒影而已，並不是真正的蛇。」杜宣驗看了以後，相信果真如此，心情馬上好轉，輕鬆下來，病也很快就好了。

俗話說：心病終須心藥治，解鈴還須繫鈴人。對於病原明確的疑心病人，可以了解病因，闡明真相，以解除其疑慮。對於不可理喻的疑心只能將計就計，因勢利導了。

《名醫類案．諸蟲》載：「一人在姻家，過飲醉甚，送宿花軒。夜半酒渴，欲水不得，遂口吸石槽中水碗許。天明視之，槽中俱是小紅蟲，心陡然而驚，鬱鬱不散，心中如有蛆物，胃脘便覺閉塞，日想月疑，漸成痿膈，遍醫不癒。吳球往視之，知其病生於疑也。用結線紅色者，分開翦斷如蛆狀，用巴豆二粒同飯搗爛，入紅線，丸十數丸，令病人暗室內服之。置宿盆，內放水。須臾欲瀉，令病人坐盆，瀉出前物，蕩漾如蛆，然後開窗令親視之，其病從此解，調理半月而癒。」說的是某人在親家吃飯，喝多了，被送到花房睡覺。半夜渴醒，找不到茶碗茶壺，看見花房儲水澆花的石槽裡面有點水，就低頭喝了約一碗水。天亮以後酒醒，一看石槽裡面都是小紅蟲，嚇了一跳，從此心情鬱悶，感覺心窩憋悶堵塞，似乎裡面有小紅蟲。天天想月月疑，日子長了，身體消瘦，肌肉萎縮，請遍了醫生都治不好。吳球去幫他看病，知道他的病起於疑心，就把小紅線剪斷，做成蛆蟲大小，把瀉藥巴豆兩粒和飯一起搗爛，加上紅線，做成十幾粒丸藥，讓病人在暗室中把藥服下（不讓他看見丸藥裡面有紅線）。服用巴豆不久，病人就要拉肚子，讓他拉在便桶裡面。拉完了，打開窗戶讓病人看，小紅線在便桶裡面翻動著，就像蛆蟲一樣，此後病人的病情從根本上緩解，又調理了半個月就好了。

臨床上大多數焦慮憂鬱的病人不是因疑生病，而是因病生疑，也就是經常為病態的負面情緒找理由。正常人即便喝了泡有活蛇的酒，也不應該懷疑腹中有蛇。只有小孩子才相信吞嚥了棗核，肚子裡會長出棗樹來。看見泡有活蛇的酒，為什麼不相信這是藥酒，能活血通絡，對身體有好處呢？中醫治療風寒濕痹、關節冷痛，也就是現在常見的膝關節炎，經常用毒蛇泡酒來治；就算是喝了蛇酒，也不至於嚇出毛病來。杯弓蛇影只能說當事人心性陰暗，怨不得外因。這就是體質、心理健康的問題。我們看到的往往是我們想看到的東西。不解決主體、主觀問題，只怕是此疑方解，彼疑復生。

疑心病重的人，往往心氣不足，有不安全的感覺，加上心胸狹窄，氣機容易堵塞不通，就會產生疑的心態。「疑」的反義詞是「信」，治療疑除了言語疏導以外，還要宣通手足厥陰氣血，膻中和期門穴是釋疑必點的穴位。期門是皇宮衛士，也是有期有信的意思。

「惑」是一種不確定的心態，面對多種選擇而不知所措、猶豫不定。長期拿不起放不下的心態，就成了一種性格，這種性格也是基於相應的體質。中醫認為膽主決斷，膽氣虛弱的人，比如膽萎縮、膽結石的人，往往臨事不決，優柔寡斷。軍事家劉伯承說過：「五心不定，輸個乾乾淨淨。」古人為了克服惑的毛病，通常以佩戴玉玦來警惕自己。《白虎通》載：「君子能決斷則佩玦。」在鴻門宴上，范曾數次舉玉，示意項羽下決心處死劉邦，可惜楚霸王心懷婦人之仁，猶豫不決，以致放虎歸山，終鑄成大錯。

《左傳》、《國語・晉語》記載，魯昭公元年（西元前五四一年），晉平公姬彪（西元前五五七至前五三二在位）有疾，求醫於秦國。秦景公嬴石（西元前五七六至前五三七在位）派遣醫和往診，醫和診病後說：「疾不可為也，是謂近女室，疾如蠱，非鬼非食，惑以喪志。」平公問道：「女不可近乎？」醫和答道：「節之。」並對平公進一步解釋說：「女，陽物而晦時，淫則生內熱、惑蠱之疾。今君不節不時，能無及此乎？」

晉平公的臣子趙孟問：「何謂蠱？」醫和解釋說：「淫溺惑亂之所生也。于文，皿蟲為蠱，穀之飛亦為蠱。在《周易》，女惑男，風落山，謂之蠱，皆同物也。」蠱惑人心，就是指人被女色迷惑，即迷戀於多個不同的女人，心性不定，總是激情蕩漾而喪真失精。

當今社會，普通人也享受到了以前皇上的生活，錦衣玉食，左擁右抱。性事的氾濫似乎成了時尚，一夜情、換妻、3P、婚外情、包二奶都成了流行詞彙。

子曰「四十不惑」，大概是說人到了四十歲才能安心定志，從一而終吧。又想起了「弱水三千，我只取一瓢飲」這句話，賈寶玉算是個不惑之人了。

憂愁。

脾胃、消化功能弱、肝膽氣機鬱滯、脾胃氣機鬱結、心火煎熬

「憂」是會意字。上「頁」下「心」，加「夊」（音同「雖」，行走）表示心動，含義是有了憂的心理活動，必然在臉上反映出來，翻譯成worry、be worried。

焦慮是期待將來要發生的事，而憂是擔心、恐懼將來要發生的事，二者都是妄想。

外憂源於一種不安全的感覺。中國古代社會動盪不安，內部征伐，外族入侵，五千年的歷史，持續和平年月往往不足百年，使得人們「生年不滿百，常懷千歲憂」。即使貴為皇帝，也不免整天擔心被推翻、篡位。身居高官的大臣，伴君如伴虎，整天擔心言行出錯，被抄家砍頭。普通老百姓更是戰戰兢兢、人人自危。這就造成了國人一種普遍的、長期存在的憂患意識，以至於「生於憂患，死於安樂」成為習慣，直接影響到人的身心健康，因憂生病，導致脾胃、消化功能減弱，肝膽氣機鬱滯，久而成患。

這是古代以儒家為代表的一些文人墨客、仕紳官僚的通病。他們老是掛著一臉憂國憂民的相，操著一顆「居廟堂之高則憂其民，處江湖之遠則憂其君」的心，擺出一副自我犧牲，

「進亦憂，退亦憂」、「先天下之憂而憂」的架勢，似乎天不生仲尼，萬古就是長夜了。其實呢，地球離了誰都轉，甚至轉得更好。有些人就是在操不該操的心，想管不該管的事，插不上手的時候只好去憂。統治者也號召人們多關心國家大事，少關心自己的衣食住行，所謂「位卑未敢忘憂國」其實是轉移視線，緩解矛盾。不在其位，不謀其政。每個人做好自己的事，天下就太平了。

道家崇尚自然，強調人的意志應當遵從自然規律。與其違逆自然，不如清淨無為，所謂「天行有常，不為堯存，不為桀亡」，又何必去憂？列子在《天瑞》篇中講述了一個杞人憂天的故事，譏諷那些無事生非，憂心忡忡的人：

杞國有人憂天地崩墜，身亡所寄，廢寢食者；又有憂彼之所憂者，因往曉之，曰：「天，積氣耳，亡處亡氣。若屈伸呼吸，終日在天中行止，奈何憂崩墜乎？」其人曰：「天果積氣，日月星宿，不當墜邪？」曉之者曰：「日月星宿，亦積氣中之有光耀者，只使墜，亦不能有所中傷。」其人曰：「奈地壞何？」曉者曰：「地積塊耳，充塞四虛，亡處亡塊。若躇步跐，終日在地上行止，奈何憂其壞？」其人舍然大喜，曉之者亦舍然大喜。

還是鄧小平說得好，天塌下來有大個頂著呢。

內憂是因病生憂，由於生理功能的衰弱，導致病態心理的產生。中醫認為脾主憂思，消化吸收功能弱的人，容易藉故生憂，習慣性地使自己陷於憂思之中。《素問・通評虛實論篇》說：「隔塞閉絕，上下不通，則暴憂之病也。」《素問・移精變氣論篇》說：「當今之世不然，憂患緣其內，苦形傷其外……所以小病必甚，大病必死。」當人有不安全的感覺時，出於動物本能，一則奔跑逃避，二則拚命進食，儲存能量。可是，一個消化吸收功能不好的人，即便拚命進食也無法儲存能量，反而會產生更嚴重的不安全感，這就是憂的根源。

中國人的胃腸被中國菜慣壞了，一旦離鄉、出國，就水土不服，鬧肚子。很多人就會害起思鄉病或相思病，英語叫homesickness，這也是一種憂的感覺。一旦吃上可口順心的飯，消化吸收好了，也就樂不思蜀了。

現代社會因憂生病、因病生憂的人比比皆是。雖然外部環境相對安靜和平，但是人的心理承受能力下降。衣食溫飽的問題解決了，但是人的欲望提高了。妄想和實際的距離，正是憂存在的空間。

「愁」，从心秋聲，秋聲符兼義。因為在霜風淒緊，關河冷落，落木蕭蕭的秋天，人最容易產生無助的情緒。愁不僅是一種無能為力、無可奈何的心理狀態，還是一種較勁，明知不可為而為之，不會放棄、不知變通，團團打轉，鑽牛角尖。

從中醫角度分析，憂愁是脾胃氣機的鬱結，加上較勁，也就是心火的煎熬。處於這種狀態的人總是愁容滿面，也就是面部肌肉扭曲不舒展，腹內胃腸痙攣扭結，不思飲食。心火獨亢，銷鑠肺金，反侮腎水，人就會皮夭毛脆，精幹黑瘦，雙目灼灼，臥寐不寧，鬚髮皆白。正如李白《秋浦歌》所說：「白髮三千丈，緣愁似個長。」

看看京劇《文昭關》裡伍子胥的唱詞，體會一下這種心情，也就能明白他一夜白頭的緣由：「一輪明月照窗前，愁人心中似箭穿，實指望奔吳國借兵回轉，又誰知昭關又有阻攔。幸遇那東皋公行方便，他將我隱藏在後花園，一連七天我眉不展，夜夜何曾又得安眠？」

何以解憂呢？唯有杜康嘛！喝酒能鼓舞肝氣，通暢血脈氣機，克消脾胃鬱滯，甚至能夠散結除患。古人常常飲酒澆心中塊壘，就是這個道理。但是酒力剽悍，不能持久，而憂患長存，此消彼長，這就使人沉溺於杯中物，傷害自身以及子孫。古代名醫還有激怒患者好鼓舞肝氣，以勝憂思的案例。

對於愁來說，喝酒不僅於事無補，反而有害。因為酒生肝火，肝木生心火，會加重人急切較勁的心理，正是「抽刀斷水水更流，舉杯消愁愁更愁」。酒喝多了，急火攻心，使人中風、猝死。

古人云：「合歡蠲忿，萱草忘憂。」萱草就是人們常吃的金針菜。使用中藥調理可以解憂，不僅僅限於單味藥或者特效藥，凡是能夠條達肝氣、疏解脾胃鬱滯、清心降火的藥物，都有助於緩解憂愁。

最重要的還是樹立正確的思想意識。那些「貴生命，輕貨財；重自得，藐榮辱；能取捨，知進退；沉心氣，不浮躁」的人，自然是無憂無愁、逍遙自在的人。

怨恨。

虛症、欲火亢進、調理氣血

人因思而遠慕，形成欲望、心願，這種急切期待、盼望將來的過程被稱之為「慮」。害怕、擔心將來發生的事情叫做「憂」。憂、慮都是針對將來之事，而當最終的結果出現以後，人們的心情也會隨之轉變：也許喜出望外，也許心滿意足，也許事與願違，也許大失所望。怨恨就是對已經發生之事的情緒和情感。

「怨」的意思就是在所願不得、所欲不遂以後出現的失望、不滿的情緒。把這種不滿情緒表達出來就是責怪、譴責、抱怨、埋怨。有這種情緒的人被稱為怨婦、怨偶。長期不滿的積累被稱為積怨。「怨」的反義詞是「恩」，也就是別人做了充分滿足自己心願的事。

「怨」與「願」同音同源，願說白了是人的妄想，而妄想能否變成實際，又取決於很多條件。從佛學理論來說，心願是因，客觀條件具備是緣，因緣和合才會有果。可惜很多人都在真誠地發心許願，卻不去順應自然規律與積極創造條件（結緣），而客觀規律往往不以人的意志為轉移，所以不稱心、不如意的事情常常發生。等不如意的結果出現了，有怨天尤人的，也有自怨自艾的。

《素問．徵四失論篇》說：「坐持寸口，診不中五脈，百病所起，始以自怨，遺師其咎。」意思是說，有的醫生診療技術不精，態度不端正，幫人看病，不全面診查，搞不清病因，治不好病，只能先怪自己，後怨老師。

人生天地間，被父母撫養成人以後就當獨立自主、自食其力，能從精神、物質上自己滿足自己的需要，對於別人的幫助應該本著有則更好，沒有也無妨的態度，這樣期待較少，失望就少一些，怨也就無從談起了。所以《黃帝內經》推崇的境界就是「以恬愉為務，以自得為功」。恬愉就是心平氣和，而非欲火焚身。自得就是能自我滿足。這樣對別人的壓迫、強求也會少一些，親人、朋友、同事與你相處也就輕鬆舒服一些。

但是，老子所謂「雞犬相聞，老死不相往來」的理想生活畢竟是不切實際的。人是群居的社會性動物，注定要與別人發生關係，進行物質、能量、資訊的交換。有所付出，就有所期待，有需求，也就會有不滿。如果善於調節這種關係，就能化解怨恨，走向圓滿。

從基本層面上來說，飲食男女為人之大欲，應當首先得到滿足，在此基礎上才能談其他的理想和追求。飲食自不必說，飢就是胃中無食，是不飽不滿，就是怨。男女之事是性欲、情欲相互滿足，如果需要得不到滿足，就免不了男曠女怨。

中國古代詩詞有一類被稱為閨怨詩，都是抒發居家婦女的性欲、情欲得不到滿足的感情和情緒，代表作就是王昌齡所作的《閨怨》：「閨中少婦不知愁，春日凝妝上翠樓。忽見陌頭楊柳色，悔教夫婿覓封侯。」詩中說得也很明白，為了讓丈夫外出博取功名，導致自己在春日中落寞孤單。

另外一個典型的怨婦是樂羊子的老婆，只不過她不在乎性欲、情欲，在乎的是功名。樂羊子外出求學一年多了，回到家中，妻子跪起身問他回來的緣故。樂羊子說：「出行在外久了，心中想念家人，沒有別的特殊的事情。」妻子聽後，就拿起刀來快步走到織機前，說道：「這些絲織品都是從蠶繭中生出，又在織機上織成。一根絲一根絲地積累起來，才達到一寸長，一寸一寸地積累，才能成丈成匹。現在如果割斷這些正在織著的絲織品，那就是放棄成功的機會，遲延、荒廢時光。您要積累學問，就應當每天都學到自己不懂的東西，用來成就自己的美德；如果中途就回來了，那同切斷這絲織品又有什麼不同呢？」樂羊子被這個悍婦妻子的話嚇呆了，只好夾著尾巴回去繼續自己的學業。

都是怨婦，一個是巴不得老公回來，一個是轟老公走。自古忠孝不能兩全，功名、情欲二者不可得兼。捨得之間，全在於自己的價值取向，如果嫁娶之前了解、考慮好了，自然也就少些埋怨。

從中醫診斷來說，怨和哀一樣都是虛症，應當用補法。急則治標的話，化解怨的方法就是去盡量滿足人的欲望，虛則補之。但是有的怨源於心火、欲火過於亢進，與現實反差過大，從緩則治本的角度考慮，還是讓我們降格以求，不要過於愛比較、貪婪為好。

「恨」是遭受別人侵犯、傷害以後出現的想報復、反擊的心理情緒。毛澤東說過：「世界上沒有無緣無故的愛，也沒有無緣無故的恨。」但不是所有的人都會在被傷害、侵犯以後生恨，有的人會忍氣吞聲，有的人就怎麼也恨不起來。也不是所有有恨的情緒的人都會付諸行動去反擊、報復，有的人只能懷恨在心卻隱忍不發。這與人的性情、氣力以及外部環境都有密切關係。

「恨」的反義詞是「愛」，都是付出，只是付出的內容不同。有趣的是愛恨情仇看似對立，卻可以相互轉化，交織難分。比如性交，可以是做愛，也可是強姦，一個是示愛，一個是洩憤，對立統一到了極點。

怨是不滿，而恨是反彈。一虛一實，二者截然不同。恨是雙刃劍，不發出去傷敵，就會留積傷害自己。化解恨的方法只能用泄法，也就是讓恨釋放出來，這樣因懷恨在心而產生的惡毒心境才會改善。最好的方法就是去反擊、報復傷害侵犯自己的人。如果環境條件不允許的話，中醫透過調理氣血也能達到解恨的效果，比如中藥合歡可以蠲憤，化解仇恨心態。宗教的說教也能達到類似的目的，比如耶穌教導信徒去愛自己的敵人，佛家教導眾生消除嗔恚之心等等。

用模擬的場景，使用假想敵，調整自己的情緒，運用想像融入發洩仇恨的情景氛圍之中，也是一個有效的方法。古代人觀看角鬥士血腥廝殺，現代人觀看拳擊、鬥牛、足球、橄欖球比賽等，都是疏泄仇恨的有效方法。日本的一些公司還設立了情緒發洩室，人們在屋子裡摔盤砸碗，棒擊仇人畫像，有效地緩解了員工的壓力。

總的來說，最高境界是不生恨，看開世事，不以被人傷害、侵犯為意。其次就是順其自然，不與之較勁，所謂惡人自有惡人磨，不應把自己的一生甚至子孫家族的一生陷在仇恨之中，而忘記了美好的生活。次一等的選擇就是懷恨在心，苦心經營，臥薪嘗膽，一朝復仇洩恨。最壞的情況就是心懷恨意，終生不快，遺恨終生。

疼痛。

氣血凝滯、寒氣入侵、陰陽、針刺、艾灸、繆刺

字典裡把「疼痛」解釋為「因疾病、刺激或創傷而起的難受感覺」。首先，這種解釋不精確，人因疾病、刺激或創傷而起的難受感覺不見得都是疼痛，可能會是痠麻脹癢，憋悶墜灼，說不定還很愉悅呢！其次，這種解釋不準確。疼痛是主觀感覺，是內心的感受，它與客觀實際並不存在必然的因果關係，也就是說疾病、刺激或創傷不一定會產生難受的感覺，或者說人感到疼痛，並不一定是因為疾病、刺激或創傷。

比如殺紅了眼的戰士，也許渾身是傷，甚至腸子都流出來了，但是絲毫不覺疼痛，依然在衝鋒陷陣。等到勝利以後，精神一放鬆，才感到疼痛，甚至疼得昏死過去。明白了這個例子，就不難理解被外國人視為不可思議的針刺麻醉的原理。當醫生用針刺激一些原穴（元氣匯聚之處，一般都有動脈搏動，比如合谷、神門等等）的時候，可以高度凝聚心神於此，這樣心神對於身體其他部位的感覺就會減弱，甚至消失，可以任由醫生剖腹開膛，切割刮削。

身體沒有創傷，在醫院裡做了各種檢查，查不出問題，但是疼痛不已的大有人在。現代

醫學也發現了一種奇怪的病痛，名為「幻肢痛」，就是一些做了截肢手術的人，經常會感到被截去的肢體的某個部位疼痛。西醫覺得奇怪，難以解釋，中醫則認為這是合情合理的。《素問．至真要大論篇》中說：「諸痛癢瘡，皆屬於心。」疼痛是發自內心的感覺，是心神的問題。它與肉體不見得等同對應。心肌缺血、心肌梗塞的病人，表現出來的可能是胃痛，或者是肩背、手臂的放射性疼痛。患急性闌尾炎的病人感覺到的也許是轉移、遊走性的腹痛，焦慮、憂鬱病人感覺到的也許是頭痛、目痛。

目前，國內外對於安樂死的討論不絕於耳，一些癌症晚期病人不堪忍受疼痛的折磨，唯求一死，這陷醫生和病人家屬於兩難境地。竊以為疼痛是自我的保護反應，是心神活躍、盡職工作的表現。套用一句時髦的話，「我疼故我在」。有疼痛，就說明心神尚在，生機尚存。《靈樞．九針十二原》云：「疾雖久，猶可畢也。言不可治者，未得其術也。」中醫針刺、中藥止痛效果很好，包括那些藏於民間，甚至被稱為封建糟粕的藥物療法，其原理精髓值得我們深入研究探討，掌握運用，如果拘泥於現代醫學的不治、死刑判決，去為病人實行安樂死的話，醫學進步的動力也就無從談起。另外，「上工治未病」，作為中醫大夫更應該發揮中醫查病於無形的優勢，替病人做早期診斷治療，以使麻木者有知覺、痛楚，使疼痛者安定。

不管疼痛多麼令人難以忍受，它總比麻痺要好。我臨床治療胃病多年，發現胃癌患者往往是近幾年絲毫不覺胃痛的人，而那些整天感覺、叫嚷胃疼的人，往往只是一些患有淺表、糜爛、潰瘍等不很嚴重胃病的人。正所謂「歪脖樹不倒，藥罐子長壽」。

有了疼痛的感覺，用聲音把它表達出來，就是「疼痛」的發音，寫出來就是「疼痛」的字形。我們可以透過發音和字形去了解疼和痛的區別。漢語發音有音調的升降，古人總結為平、上、去、入四聲。萬事萬物皆可分為陰陽兩種屬性，音調也是一樣，平聲為陽，不平為陰，也就是說凡是降調的都是陰性，對應現代四聲分類，一聲、二聲為陽，三聲、四聲為陰。言為心聲，發音的陰陽與內心感覺的陰陽是一致的。「疼」是二聲，升調屬陽。「痛」是四聲，降調屬陰。

就疼痛而言，陽性的疼痛感覺，人們一般用平聲來表達，這就是疼。所謂陽性的疼痛就是急性發作的、持續時間短的、淺表的、有灼燒感的、開放發散的、尖銳刺激的疼痛。

相反的，陰性的疼痛感覺，人們一般用仄聲表達，也就是痛。所謂陰性的疼痛一般指慢性的、長久持續的、深入的、冷凝的、憋脹的、鈍挫的疼痛。

我接觸過世界各國的病人，儘管他們的語言不同，描述疼痛的語言不一樣，但是從發音的音調上來看，其陰陽屬性與疼痛屬性是完全一致的。其實從人類通用的疼痛表達字「啊」的不同發音，就能大概體會疼痛的不同感覺。

「痛」，从疒甬聲，甬聲符兼義，「甬」為道路。人體經絡行氣，血管行血，如同甬道，一旦壅阨堵塞，心神就會產生痛的感覺，喻不通則痛，痛則不通。「疼」為形聲字，發音尾韻同「冬」，含義略微相近，喻冬日寒冷，收引凝滯氣血，容易導致疼痛。

很多人有過牙痛或牙疼的經驗，但很少有人去探討牙痛與牙疼的區別。其實很簡單，就看是閉合的還是開放的。當牙齒出現感染，炎症分泌物充斥在牙髓內，刺激壓迫神經的時候，這種閉合的疼痛應當叫做牙痛，治療的方法就是「減壓引流」——在牙齒正中開一個洞，讓炎症分泌物流出，減輕牙髓腔內的壓力。而當牙神經裸露，冷風、飲食都會刺激它，此時的症狀就是疼了。這是開放性的，只能用麻醉，或切斷殺死神經了事。足球運動員在比賽中出現的損傷，一般是開放性的，體液、血液滲出，出現血腫，呈現陽性疼的症狀，快速止疼的辦法就是冰敷、噴霧。等過了急性期，再用熱敷、按摩的方法，促進血液循環、回流，以緩解痛。

在臨床上，患者對疼痛感覺的表達、描述並不是很確切，普通人用詞也是含混不清，不會把疼與痛分得很清楚。但是對醫生來說，就必須分清疼痛的屬性。《素問．陰陽應象大論篇》說：「善診者，察色按脈，先別陰陽。」診斷明確了，治療才能有的放矢。

《素問．舉痛論篇》闡述了痛的病因病機，岐伯對曰：「經脈流行不止，環周不休，寒氣入經而稽遲，泣而不行，客於脈外則血少，客於脈中則氣不通，故卒然而痛。」同時還列舉了痛的不同類型和相關症狀。

比如有寒氣在脈外，使微血管拘急凝滯，導致「卒然而痛」，得溫熱則痛立止。寒氣進入血脈之中，寒熱相薄，痛而不可按。「寒氣客於腸胃之間，膜原之下，血不得散，小絡急引故痛，按之則血氣散，故按之痛止」。如果時間長了，血液凝滯，無法回流到血脈，日久就形成了積。寒氣客於俠脊之脈，也就是介於督脈與足太陽膀胱經之間的肌肉，會導致腰背頸項痛，並拒按。寒氣客於沖脈，沖脈起於關元，隨腹直上，由於寒氣阻滯氣機，會出現痛感並伴有臍下、臍旁悸動。寒氣客於足太陽膀胱經的背腧之脈，會導致背腧部位與內部相應臟腑同時相引而痛，經過溫熱按壓可以緩解。寒氣客於厥陰之脈，會導致脅肋與少腹相引痛，嚴重的可以出現陰縮。寒氣客於大腿內側，上及少腹，會導致腹痛牽引大腿內側疼痛。

飲食生冷，會讓寒氣留在胃中，會出現痛而嘔的症狀。等寒氣移到了小腸，小腸陽氣受傷，無法泌別清濁，會出現泄瀉、腹痛。如果飲食過於辛辣，會使熱氣留於小腸，出現腸中痛，癉熱焦渴，大便堅乾不得出，痛而閉不通。寒氣深入到了五臟，會導致陰氣竭，陽氣未入，人會無故突然痛得昏死過去，直到陽氣來復，才會恢復知覺。

在論及疼痛的診斷時，岐伯曰：「五藏六府，固盡有部，視其五色，黃赤為熱，白為寒，青黑為痛，此所謂視而可見者也。」另外，觸診也是重要手段。岐伯曰：「視其主病之脈，堅而血及陷下者，皆可捫而得也。」

我個人體會，自覺疼痛為陽，經點按觸壓以後方覺疼痛為陰；疼痛拒按為實，喜溫喜按為虛；疼痛得熱減輕為陰，得寒涼減輕為陽；遊走流竄為陽，固定不移為陰；疼痛夜間發作或加重為陰，白天發作或加重為陽。

現代醫學對疼痛的認識仍然停留在形而下的層次，所以有很大的局限性。他們看到的只是有形的神經以及有形的物質對神經的壓迫，治療手段不外乎麻痺神經或切斷神經。

中醫也用類似目前西醫的方法止痛，當年華佗發明的麻沸散就是為了動手術時候麻醉用的。華佗敢提出為曹操動開顱手術根治其頭痛，也是因為藝高膽大。而中醫學的高明之處在於，它觀察到無形的能量流動（寒氣、熱氣）與疼痛的關係，還觀察到心神對疼痛的感知具有主觀獨立性。基於能量流動、聚集形成的中醫經絡腧穴理論，成為針刺、艾灸的基礎。針灸也成為中醫治療疼痛的有力武器，這使得針灸療法在國外得到了蓬勃的發展。

我發現很多瑞典人，簡單、機械地認為生命在於運動，而從不考慮自己的年齡、體質以及適宜的運動、運動量。貌似健身，其實都在自虐，愛立信中國區總裁就死在健身房。很多人出現了運動性損傷，主要症狀就是疼痛，而發達的瑞典醫學治療疼痛的辦法就是切斷神經，然後鼓勵病人繼續運動。

當年，我用針刺合谷、委中、天樞解除了一個美國人的急性腰痛以後，他驚奇地看著拔出來的銀針說：「大夫，您用的針是實心的，裡面沒有藥，怎麼就能止痛？」外國人習慣了外求醫藥，不大相信自己的本能和自癒能力，而我們中醫就是擅長喚醒人們的天性。

中醫針刺療法中有一種非常獨特有效的方法，叫做繆刺，簡單地說就是上痛刺下，左痛刺右。比如幻肢痛的病人，已經失去了左臂，但是病人感覺左手小指外側疼痛（相當於手太陽小腸經）。對於這種情況，就要用針刺其右腳小趾外側的相應穴位（相當於足太陽膀胱經）。

道理也很簡單，這兩個不同的部位，其實是受大腦（心）同一部位控制。就算是病人的四肢全失去了，我們還能在殘餘的軀體上找到大腦相應的反射區、對應點，透過針刺、艾灸來緩解疼痛。

癲狂。

躁鬱症、憂鬱症、不睡覺、不吃飯、昏睡不醒、手臂青筋暴露、精血元氣不足、自責、失眠早醒、自殘、言語無序、多疑、恍惚、心悸易驚、善悲欲哭

人們常說癲狂、瘋狂、瘋瘋癲癲、癲癇，落實到具體文字的確切含義則很少有人說得清楚，模模糊糊地知道都是說人的精神不正常，或者是神經不正常。我接觸、了解、治療躁鬱症、憂鬱症二十年了，前十年還在對症治療，失眠的用化痰的溫膽湯、早醒的用補血酸棗仁湯、昏睡不醒的用礞石滾痰丸、不高興的就舒肝理氣用逍遙丸，而服用抗憂鬱藥導致大便乾燥就用承氣湯。治來治去，隔靴搔癢，根本無濟於事。直到一九九七年六月，得周稔豐先生點撥，我才突然明白，所謂的躁鬱、憂鬱症，就是古人說的癲狂，是心病，是神明之亂。從此以後，我在周先生的指導下安神定志，煉形蓄氣，悉心體會周先生傳授的摸排病氣方法。兩年後，我正式出山，為患者治療躁鬱、憂鬱症，迄今八年，活人有數，同時也沒有一例在我治療期間和之後自殺的。

時至今日，仍有很多人問我：中醫能治躁鬱、憂鬱症嗎？中國古代有躁鬱症、憂鬱症嗎？話不必多說，認認「癲狂」兩個字，問題就會明瞭。

「癲」，从疒顛聲，顛兼義，此為形聲兼義，疒字頭的原意是病床。「顛」一是指頭顱顛頂，指病入頭腦，二是指患者行為、語言、思想顛倒、錯亂。現代人說起癲，大概想像成跑跑顛顛的樣子，有的字典甚至把它等同於狂，這是完全錯誤的。

古人云：「善診者，察色按脈，先別陰陽。」癲疾表現出來的症狀都是負面的、陰性的，狂症正好相反。《靈樞．癲狂》說：「癲疾始生，先不樂，頭重痛，視舉，目赤，甚作極，已而煩心。」後來的《難經．五十九難》說：「癲疾始發，意不樂，僵仆直視，其脈三部陰陽俱盛是也。」

大意就是說癲病開始的時候，病人怎麼也高興不起來。很多人沒有醫學常識，試圖透過思想工作、心理諮商讓患者高興起來，其實根本無濟於事。有的患者有不高興的原因，但大多數患者事事如意，可就是不快樂。其實這已經是生理問題，不是意識層面能解決的。癲症病人頭部症狀也很明顯，頭暈、頭重、頭痛（注意不是頭疼），經常翻白眼（視舉）。癲症發展下去有兩個結果，一個是轉化為躁鬱症，出現眼紅、心煩、不睡覺等問題。另外一個就是昏睡不醒，眼光發直，臥如僵屍。

「狂」从犬从王，有喪失人性、稱王稱霸之意。《難經．五十九難》說：「狂疾之始發，少臥而不飢，自高賢也，自辨智也，自尊貴也，妄笑好歌樂，妄行不休是也。」《靈樞．癲狂》對癲狂有進一步的論述：「狂始發，少臥不飢，自高賢也，自辨智也，自尊貴也，善罵詈，日夜不休。」

大意是說，狂症病人發病初期表現為很少睡覺，也不吃飯。總是認為老子天下第一，經常無緣無故地笑，而且笑個不停，毫無目的地在街上亂竄。《靈樞》還談到了謾罵攻擊別人、白天黑夜都不休息的症狀。

癲狂病誘因大多與情緒、情感刺激有關，癲一般「得之憂飢」、「得之大恐」，狂一般「得之有所大喜」。更重要的是發病條件，涉及患者的精血、元氣、心神，和外來的邪鬼。

癲是陰症，也就是說陰寒內盛或者陰血不足，都可以導致癲疾的發作。狂是陽症，陽氣亢進和陽氣不足，都可以導致發狂。《黃帝內經》和《難經》都指明了癲狂的實症病機：「重陽者狂，重陰者癲。」張仲景則補充了癲狂虛症的病機，《金匱要略．五臟風寒積聚病脈證并治》說：「邪哭使魂魄不安者，血氣少也，血氣少者，屬於心，心氣虛者，其人則畏，合目欲眠，夢遠行而精神離散，魂魄妄行。陰氣衰者為癲，陽氣衰者為狂。」

治療實症癲疾，《靈樞》主要採用放血的療法，直到血脈顏色恢復正常。具體方法是：「常與之居，察其所當取之處。病至，視之有過者寫之，置其血於瓠壺之中，至其發時，血獨動矣，不動，灸窮骨二十壯。」就是說醫生與患者密切接觸，觀察其身體瘀血所在的部位，並在發病的時候放血治療，放血量要大，僅僅幾滴血不夠，當盛在瓠壺中。瓠壺是形似葫蘆的青銅器，一般做祭祀辟邪的禮器。血氣不足的人，可以先用艾灸尾骨長強穴二十壯。

書中所謂的「病至」，據我的臨床經驗，其實就是憂鬱症患者出現自殺的念頭和行為。「常與之居」，其實就是防範患者輕生。我觀察發現憂鬱症患者的手三陰經脈也就是手臂內側往往青筋怒張，當患者採取割腕自殺的方法時，看到黑血從手臂流出，患者往往會感到心情舒暢，精神放鬆。可以說這也是患者本能的自救方法，問題在於有人橫切，有人豎割，深淺掌握不好，往往送命。而有的醫生掌握了這種方法，的確能夠快速有效地治癒患者。

陰血不足的癲疾，根本原因在於精血元氣不足，無力涵養心神。張仲景的黃連阿膠雞子黃湯、治療百合病的系列方、酸棗仁湯、甘麥大棗湯等，都是對症的。現代社會很多婦女不以流產、小產、剖腹產為意，甚至產後不加調護，著風受寒，拚命工作，根本不知道自己是在耗傷精血。直到憂鬱症發作，要死要活的時候，還質問醫生：「我怎麼會得這種病？」我治療過一位女強人，四十多歲，做過八次人工流產，上午做完，下午就上班工作。禍福無門，唯人自招。目前多發的產後憂鬱症，多與母體體質不足，耗傷精血有關。應當及時地給予補益精血的藥物，比如人參、鹿茸、紫河車、冬蟲夏草之類的血肉有情之品。

治療實症狂疾，《素問．病能論篇》說：「帝曰：有病怒狂者，此病安生？岐伯曰：生於陽也……帝曰：治之奈何？岐伯曰：奪其食即已。夫食入於陰，長氣於陽，故奪其食即已，使之服以生鐵落為飲，夫生鐵落者，下氣疾也。」

治療狂症，先要控制其飲食，斷絕能量供應。另外服用打鐵剩下的鐵渣滓，也就是生鐵落，引火熱之氣下行。針刺治療狂症，一般選督脈的上星、人中、百會穴。別看狂症的患者會吵鬧不休，見到小小的銀針還是害怕的，針刺以後若能入睡，就是最好的效果。

治療陽氣虛衰的狂症，張仲景開列的桂枝甘草湯、瓜蔞薤白白酒湯、柴胡加龍骨牡蠣湯、桂枝加龍骨牡蠣湯，都是非常好用的方子。特別是對於一些夢與鬼交、遺精、帶下的男女患者，效果很好。這類患者起初由於自身陽氣不足，不能固攝精血，久之精血暗耗，就會出現內疚、自責、失眠、早醒的症狀，最終產生自殘、自傷的念頭。

這就是說癲狂雖然分屬陰陽，但是陰陽互根，陰陽也是可以互相轉化的。癲久了可以發狂，狂久了，也可發癲。

反觀躁鬱症患者，其表現出的症狀完全符合古人所謂的癲狂的特點。在憂鬱期，病人一般表現為表情淡漠，沉默癡呆，時時嘆息，言語無序，或喃喃自語，多疑多慮，穢潔不分，內疚自責，神思恍惚，心悸易驚，善悲欲哭，肢體困乏，閉戶僵臥。

憂鬱日久，會出現一些陽性症狀，比如失眠、早醒、焦慮、煩躁、不安、出逃、自殘、自殺等。

在躁狂期表現為興奮喜悅，注意力分散，性情急躁，頭痛不眠，兩目怒視，面紅目赤，狂亂無知，罵詈號叫，不避親疏，逾垣上屋，甚或毀物傷人，氣力逾常，登高而歌，乃至棄衣而走。

躁狂日久，精氣衰減，又會轉回到憂鬱狀態。

在治療上，如果我們嚴格遵循中醫理論，抓住其心病、神亂的病機，分清陰陽虛實，再給予對症的治療，就能獲得良好的效果。

【第三輯】

從疾病談起

疾是會意字，字形从矢，指人中箭。含義是病是形聲字，含義是加重的疾，或者是急性轉為慢性的疾。

析言之則病為疾加，渾言之則疾亦病也。

疾病。

七情內傷、精血耗損

「疾」、「病」兩字都帶疒字頭，其實疒字頭的本義是床的意思，在甲骨文中很形象，是豎起的床的樣子，指人生病臥床。醫生看病叫做臨床，也是由此而來。本篇作為此章開頭，之後會根據我的理解介紹帶疒字頭的漢字，以求體會古人觀察認識疾病的角度和方法。

「疾」是會意字，甲骨文字形从矢，指人中箭。段玉裁《說文解字注》：「矢能傷人，矢之去甚速，故从矢會意。」本義指急性病。

一般說來，疾病在初期，或在淺表的時候，稱為疾。這時候往往邪氣盛，正氣也足，發病快，病勢急，但是往往好得也快。好比外感病，起病突然，高燒體痛，但是汗出以後自然痊癒，來得快，去得急，故稱為「疾」。人的小毛病、缺點，也被稱為疾，《墨子．公輸》說「必為竊疾」，意思就是有小偷小摸的毛病。《孟子．梁惠王下》記載齊宣王曾說：「寡人有疾，寡人好色。」齊宣王說他自己有一個毛病，那就是愛好女色。孟子回答說，愛好女色並非什麼過錯，只要老百姓都能過上正常夫妻生活，內無怨女，外無曠夫，又有誰會指責你呢？

在《韓非子．十過》中記載了一個喝酒誤事的故事：「子反之為人也，嗜酒而甘之，弗能絕於口，而醉。戰既罷，共王欲復戰，令人召司馬子反，司馬子反辭以心疾。共王駕而自往，入其幄中，聞酒臭而還。」大意是說子反這個人嗜酒如命，喝酒和喝水一樣，一喝就停不下來，直到喝醉了倒下。一次打完了仗，共（恭）王又要出兵再戰，結果子反不能應召出戰，以「心疾」的名義推辭。共王親自來探望他，結果一進帳篷就聞到了嘔吐穢物和酒臭，只好回去了。這裡的「心疾」，後人都翻譯成「心病」，這是錯誤的。疾病發展到了心，那就不叫疾了，一個有心臟病的將軍，估計也難打仗。之所以叫做心疾，是因為酒後心跳加速，也就是心跳過快、心慌、心悸。想必喝醉過的人都知道這種感受。

「疾」也作為形容詞使用，同「急」，比如「疾風知勁草」，「春風得意馬蹄疾」等等。有時「疾」也作動詞用，同「嫉」，有痛恨、討厭的意思，比如成語「疾惡如仇」、「憤世疾俗」。《左傳．成公十年》：「公疾病，求醫於秦。秦伯使醫緩為之。」其中的「疾」就當痛恨、難以忍受解。因為當時晉景公已經是病入膏肓，不是淺表的問題。

「病」是形聲字，含義是加重的疾，或者是合併的疾，也就是說，病是急性轉為慢性的疾病，或者是深部的、不容易治療的疾病。《說文》段注：「析言之則病為疾加，渾言之則疾亦病也。」

「病」也有詞性變化，作為動詞用，有痛苦、難以忍受的意思。比如「人之所病，病疾多；而醫之所病，病道少」，意思就是說，患者最痛苦的是身上的疾病種類太多，醫生最痛苦的是治療疾病的思路和方法太少。《水滸傳》中英雄薛永、孫立的綽號分別叫做「病大蟲」和「病尉遲」，當初看到，我還以為是病了的老虎和尉遲恭，後來才知道這是使動用法，是使大蟲、尉遲生病的意思，也就是讓老虎、尉遲恭都頭疼、難以對付的人。

仔細研讀古文的時候，就會發現古人很注意「疾」和「病」使用的分寸。比如在《韓非子．喻老》中描寫扁鵲初見蔡桓公，扁鵲曰：「君有疾在腠理，不治將恐深。」桓侯曰：「寡人無疾。」

扁鵲說君有疾，而不是說君有病，含義就在於疾的程度較淺、危害不大。如果不治療，進一步深入發展的話，疾就成病了。桓侯連自己有小毛病都不承認。扁鵲出，桓侯曰：「醫之好治不病以為功。」後來人翻譯這句話不清楚疾和病的區別，把不病翻譯成沒有病，桓侯的話就成了「醫生就喜歡給健康的人治療，然後邀功」，顯然不合邏輯。其實「不病」是病得不深的意思，也就是小毛病。桓侯大概也感覺到了自己有些不舒服，但是他認為那根本算不上疾或者是病，所以不大願意讓扁鵲診治、邀功。

等過了十天，扁鵲復見，曰：「君之病在肌膚，不治將益深。」桓侯不應。扁鵲出，桓侯又不悅。居十日，扁鵲復見，曰：「君之病在腸胃，不治將益深。」桓侯又不應。扁鵲出，桓侯又不悅。居十日，扁鵲望桓侯而還走。

第二階段，疾的發展就嚴重了，扁鵲就用「病」來替代「疾」，層次也逐步深入到肌膚、腸胃、骨髓。在分析疾病的治療機理時，扁鵲曰：「疾在腠理，湯熨之所及也。」小毛病用熱水洗浴就能好。「在肌膚，鍼（針）石之所及也；在腸胃，火齊之所及也。」疾發展成了病，深入到了肌膚、腸胃，分別用針刺砭割、口服湯藥能夠治好。

「在骨髓，司命之所屬，無奈何也。」但是病入骨髓，如同病入膏肓，就無藥可救了。短短的一篇故事，使我們看到了一個由疾而病，由病而死的過程。

中醫治病仰仗患者天賦的自癒能力，就是所謂的正氣。所以，中醫治病不怕外感、外傷，就怕內傷、內亂。正氣浩然、精充血足的人，即便受到感染傷害，也很快就能恢復。就像二戰中的美國，在珍珠港受點兒小創傷，但是很快地動員全國投入戰爭，迅速解決問題。這就像中醫治疾，因勢利導。

但是如果七情內傷，精血耗損，即便沒有外患，也會生出內亂，這就是病了，調理起來費時費力，還經常被患者不良的飲食、性愛、思維、情緒、習慣干擾。司馬遷在《史記·扁鵲倉公列傳》中感嘆道：「故病有六不治：驕恣不論於理，一不治也；輕身重財，二不治也；衣食不能適，三不治也；陰陽并，藏氣不定，四不治也；形羸不能服藥，五不治也；信巫不信醫，六不治也。有此一者，則重難治也。」

現代的「疾」、「病」趨於同義，在翻譯成英文的時候可以通稱為illness或disease。但把「疾」翻譯成suffering，把「病」翻譯成sickness，似乎更合古義。

創傷。

活血化瘀解毒、金瘡藥、唾液、黃芪、黨參、當歸、甘草、止血、消腫、活血、雲南白藥、破傷風、中毒、高燒、驚厥、昏迷

「創傷」一詞現在被廣泛應用，泛指對人體，甚至情感、精神的一切損害。在古代則不然，「創傷」是狹義的，有其精確的定位和含義。我們有必要認真辨析，以利於臨床準確地辨證治療。

創傷是由外因導致的，二者的區別在於損害程度的深淺。「傷」是在皮膚表層，程度較淺。電視劇中的戰鬥英雄，在負傷以後經常滿不在乎地說「沒事，不過皮肉傷」，指的就是這種情況。

「創」，刀字旁，指金屬利刃導致的損害，程度深達肌肉。所謂皮開肉綻，就是不僅傷了皮，而且創了肉。如果嚴重到導致骨折，但是筋（也就是肌腱）尚未斷裂的，叫做折，俗話說：「姑表親，輩輩親，打斷骨頭連著筋。」導致筋骨都斷裂的，叫做斷。皮肉筋骨血脈都斷裂了，那就叫做絕了。

為什麼要區分得這麼細微呢？這和古代刑名制度有關。法家治理天下，興訴訟，治牢

獄。精確的定義有利於制定量刑標準，以理服天下。中國目前已知的成文刑法產生於西元前五三六年，即鄭國子產鑄的刑書；西元前五一三年晉國鑄刑鼎；西元前四〇七年，魏文侯頒布李悝《法經》；商鞅變法（西元前三五九至前三五〇年），制定刑法《秦律》。以後的《禮記．月令》與《呂氏春秋．孟秋紀》保存了相關的內容：「是月也，命有司修法制，繕囹圄，具桎梏，禁止奸，慎罪邪，務博執。命理瞻傷、察創、視折、審斷，決獄訟，必端平。」東漢蔡文姬的父親蔡邕在注釋《禮記．月令》時說：「皮曰傷，肉曰創，骨曰折，骨肉皆絕曰斷。」意思是說，立秋以後，金氣肅殺，有關部門應修訂法律條文，維修監獄牢舍，打造鎖鏈鐐銬。處理各種犯罪案件，一定要重證據，看看是傷在表皮，還是肌肉，僅僅是骨折還是筋骨具斷？據此判決案件，一定要秉公執法。

古代衙役為了索取賄賂，練就了一套行刑杖責的本事，下手輕重、深淺力度都有講究。如果犯人給了錢，他會顯得很賣力，一棒下去聲音很大很響亮，犯人皮開肉綻、鮮血淋漓，看起來行刑效果不錯，犯人受到了懲罰。但這只是傷，傷的是皮膚，外敷些金瘡藥膏，過幾天傷口就會慢慢癒合。

而對沒交錢的人，他會打得很悶，但是很沉，這種勢大力沉的打法，加上施暴者的惡念，以意領氣，穿透力和滲透性都很強。雖然打完了可能連皮膚都不破，但是皮下組織全爛了，成了死肉。這種犯人不是死於杖下，就是死於刑後的潰爛感染，瘀毒無法外散，內竄攻心。這就是深達肌肉、血脈的創。有經驗的犯人，如果能當即索要幾碗童便服下，使瘀血熱毒從小便排出，後用鮮豆腐外敷，引邪外出，尚有一線生機。當然最好是馬上服用活血化瘀解毒的金瘡藥。但是事前沒有使銀子，哪裡來的方便，只有死路一條了。

精確定義的另外一個目的，就是為了治療。中醫認為肺主皮毛，心主血脈，脾主肌肉，肝主筋，腎主骨。因此不同程度的損害，就要治療不同的臟腑，使用相應歸經的藥物，以利於創傷盡快痊癒，這是中醫外科學的基本原理。

傷在表皮，伴隨微血管或小血管的破裂，一般可以不用治療，別沾水，可以用唾液舔舔，等血液凝固，傷口結痂，自然脫落就好了。誰小時候都免不了磕磕碰碰，膝蓋、手肘經常見紅，當時也不過紅藥水、紫藥水一抹就沒事了。

傷勢深入到了膚，也就是現在所說的真皮層的話，出血就更多一些，需要用止血藥，包紮、壓迫止血，傷口癒合以後還有可能留下疤痕。中藥對於促進傷口癒合，避免和消除疤痕有特殊的功效。比如對於燙傷，塗抹雞蛋、奶油就是非常有效的方法。

如果創傷深達肌肉，除了止血，還需要縫合。不然的話不僅影響癒合，還會影響肌肉的功能、活動。創在肌肉，傷口和創面久久不能癒合的，是氣血不足的表現，在確認沒有外邪、熱毒、瘀血的情況下，可以用甘溫補脾的中藥比如黃芪、黨參、當歸、甘草等，加上托裡透膿的桔梗、皂刺、穿山甲等。

無論何種外傷，都會傷及血絡、血管，出現出血、瘀血或血腫，因此止血、消腫、活血就是治療外傷必不可少的步驟。輕度的出血滲出，可以外敷、內服藥物，比如烏賊骨粉、三七粉、草木灰（也就是炭類的中藥，像棕櫚炭、血餘炭、荊芥炭）等，中醫有血見黑則止一說，其理論源於五行——黑腎水克紅心火。電影《追捕》中，杜丘用燒焦的木棒，為被熊咬傷的員警消毒止血的情節實在令人難忘，這也是創傷自救的有效方法。著名的雲南白藥在止血療傷方面有獨到之處，特別是裡面的保險子可以治療大面積出血和血崩。當然嚴重的出血可以同時採取按壓、捆紮止血。出血不好止，皮下的瘀血、肌肉的血腫也不好散。時間久了，又會出現潰爛，形成瘡瘍。

有的金屬利器會在體內殘留鐵屑、鐵銹，有的利器上面還有毒液，這樣的創傷就更危險更難救治，會引發類似破傷風的症狀以及各種中毒反應。搶救這樣的病人，首先需要清創，排除異物，擠出毒血。藥物治療還要以毒攻毒，比如使用全蠍、蜈蚣、蟾酥等毒藥，搶救的過程更為複雜。

由於傷口或創面暴露，極易引起細菌或寄生蟲感染，創傷感染化膿以後就被稱為瘡瘍。患者還會出現高燒、驚厥症狀，甚至昏迷、死亡。中醫治療一般使用大劑量清熱解毒的新鮮中藥外敷、內服，比如蒲公英、金銀花、紫花地丁、敗醬草、七葉一枝花等。一般情況，應及時清創、排膿，沒有醫療條件的，用鹽水外洗也不失為有效的方法。

瘡瘍。

風邪入侵、化膿、潰爛、抽搐、昏迷、局部肌肉麻痺、鼻根塌陷、敗血症、低燒不退、青春痘、飲食不節、糖尿病、心肌炎、腎炎、胃潰瘍、糜爛性胃炎

前面解釋了創傷，本篇說說瘡瘍。不難看出「瘡」與「創」、「瘍」與「傷」的相似之處。其實二者之間詞義相近，互相關聯。

在肉眼無法看到寄生蟲、細菌、病毒的時代，古人已經察覺了微生物的存在，中醫把這種會導致、加重人體疾病的邪氣，稱為「虛邪」，眼見為實嘛，看不見為虛！「風」，就是攜帶小蟲子的能量的意思。風邪為百病之長，最易洞穿人體皮膚腠理，或透過破損創傷，深入肌肉血脈乃至骨髓，感染蔓延，與人體正氣交爭，導致高熱、化膿、潰爛、驚厥、昏迷甚至死亡。

《素問．風論篇》指出：「風氣與太陽俱入，行諸脈俞，散於分肉之間，與衛氣相干，其道不利，故使肌肉憤䐜而有瘍，衛氣有所凝而不行，故其肉有不仁也。癘者，有榮氣熱胕，其氣不清，故使其鼻柱壞而色敗，皮膚瘍潰……」意思是說，攜帶著微生物的風邪從足太陽膀胱經侵入人體，竄行在各個腧穴、皮膚肌肉之間，與護衛人體的正氣鬥爭，造成了局

部阻塞，出現了潰瘍。由於衛氣消耗加上經絡不通，人會有局部肌肉麻痺的感覺。所謂癘是邪氣攻入了血脈和六腑，濁氣充斥血脈，導致鼻根塌陷，臉色難看，皮膚出現大面積潰瘍，這其實就是麻瘋病。

所以中醫動手術時，以防風、潔淨為要務，在當時的歷史條件下，盡量創造無菌環境。比如為太監做閹割去勢手術時，一般事先用酒和火為人體和手術器械消毒，以烘烤並密閉的房間，作為手術室，古稱蠶室。現代醫院的手術室則是採用給氧增壓的方法，使室內壓力總是高於外面。術後一般用熱草木灰外敷止血，並預防感染。這些措施在一定程度上降低了手術的死亡率。

創傷出現感染以後，就形成瘡瘍。一般傷在皮膚，出現感染後，傷口淺，感染也薄，故稱為「瘍」。創在肌肉深處，感染後膿血鬱積較深，同時伴有紅腫熱痛，故稱為「瘡」。

因為瘡瘍一般都由外來創傷所致，所以在古代「瘍醫」也被用來泛指從事外科、皮膚科的中醫。據《周禮．天官．冢宰》記載，當時的官醫分為食醫、疾醫、瘍醫、獸醫四科，食醫「掌和王之六食、六飲、六膳、百羞（饈）、百醬、八珍之齊」；疾醫「掌養萬民之疾病」；瘍醫「掌腫瘍、潰瘍、金瘍、折瘍之祝、藥、劀、殺之齊」。腫瘍是指紅腫蓄膿沒有破潰的瘡瘍，潰瘍是創面暴露或出膿破潰形成的感染，金瘍是被金屬利器傷害以後出現的感染，折瘍是骨折以後出現的感染；祝指精神、心理治療，藥指麻醉、止血、促進癒合的藥物，剷是刮的異體字，殺是切割的意思。看來瘍醫的功夫是很高深的，技術是很全面的。

沒有併發感染的創傷容易癒合，一般用活血化瘀、托裡生肌的中藥治療。已經出現感染的瘡瘍，由於創傷必傷血絡、血脈，所以必須預防毒邪攻心。高熱、化膿是正氣充足的表現，但是如果出現驚厥、抽搐、神昏、譫語，出現瘡毒內陷，就是類似敗血症的情況，需要大劑量的清熱解毒藥物內服外敷，配合透邪外出、活血散瘀的辛涼藥物，比如冰片、羚羊角、丹皮、赤芍等，同時輔助針刺井穴、委中放血，泄熱醒神。《素問．至真要大論篇》說「諸痛癢瘡，皆屬於心」，就是這個道理。

瘡瘍長在體質差、氣血不足的人身上，往往纏綿不癒，出現低燒不退、四肢厥逆、瘡瘍塌陷晦暗、膿汁清淡稀冷、神智委靡、昏昏欲睡等症狀，這種情況，需要鼓舞陽氣，補益氣血。外用藥一般都採用以毒攻毒的方法，使用全蠍、蜈蚣、毒蛇、朱砂、雄黃等有毒藥物。著名的紅升丹和白降丹就是外科常用的去腐生肌，拔毒排膿良藥。

瘡瘍也有由內而發的，比如好發於青壯年的青春痘，中醫稱為痤瘡。《素問．生氣通天論篇》曰：「勞汗當風，寒薄為皻，鬱乃痤。」指出了痤瘡寒濕外裹的外因。而內因則是心胃鬱火。大多是由於飲食過於醇厚、肥膩、辛辣，加上酒色的催化而成。所謂色，指的是性欲。正常男女到了性成熟的階段，相火萌動本是正常。但是目前人們的食品，無論是蔬菜、水果還是禽肉，都被加入了催熟的激素，導致人體大量攝入催欲的毒藥，以致內火蒸騰，無處發洩，鬱積成瘡。痤瘡之所以難治，也是由於吃不忌口導致。任你苦寒清熱，辛涼解表，抵不住他幾串帶孜然（小茴香）辣椒的羊肉串下肚。人工催熟的雞肉更是罪魁禍首，雞肉本身就是火熱風動的性質，年輕人又從小養成了吃肯德基、麥當勞高熱量垃圾食品的習慣，外加幾杯帶著冰塊的碳酸飲料，不發痤瘡才怪。

人們逐漸富裕，飲食結構改變，富貴病也隨之而來。糖尿病併發症之一就是出現反覆的癰疽、瘡瘍，甚至壞疽。這也是內毒鬱積發作，如果不控制飲食，只治療瘡瘍也無濟於事。

小兒飲食不節，食積化熱，上攻於心，常常會出現反覆的扁桃腺感染化膿，併發高熱、驚厥，有的會內傳於心腎，導致心肌炎、腎炎。孩子家長沒有中醫知識，只能去急診吊點滴消炎，為此疲於奔命，有的乾脆一刀切除扁桃腺了事，不知道少了這道防線，以後門戶洞開，毒邪會直接深入內臟。殊不知少給孩子吃幾根雞腿雞翅，就少了許多麻煩。

胃潰瘍、糜爛性胃炎是常見的胃病，是胃黏膜、平滑肌出現了損傷和感染。胃黏膜為表皮，屬於傷和瘍，平滑肌則屬於創和瘡。造成胃的創傷的原因在於飲食不節，生冷硬撐。造成感染的原因現在發現是由於幽門螺旋菌，再加上心理、情緒、情感的因素。中醫治療不以殺菌為目的，也不會用藥遮蓋傷口創面，掩蓋症狀，而是疏通胃周圍氣血，活血化瘀，解除胃的拘急冷結的狀態，最終促進創傷自然癒合。

癰疽。

寒戰、高熱、局部紅腫、自覺熱痛、膿包、急性闌尾炎、胸痛、咳吐濁痰、堅硬青紫的結節、骨髓炎

「癰」，从疒，以「邕」或「雝」（音同「雍」）形聲兼義。邕或雝，是水流匯聚環繞城郭的意思，也通雍字，引申為匯聚、聚集。癰的意思就是皮下、肌肉組織間氣血、膿液匯集，形成的腫脹隆起。《說文》：「腫也。」《釋名》：「癰，壅也。氣壅否結，裹而潰也。」

「疽」（音同「居」），从疒且聲，且兼義，此為形聲兼義。且是破音字，發音為「居」的時候，含義為阻斷、隔絕。類似的字還有沮，意思是水流阻斷；咀，咬斷。疽是癰的演變、惡化、深入，由氣血雍盛到氣血瘀閉；由飽滿膿漿到乾枯或流清水；由體表皮膚、肌肉發展到筋膜、骨髓；由六腑漸至五臟。《說文》：「久癰也。」《醫書》：「癰者，六腑不和之所生。疽者，五藏不調之所致。陽滯於陰則生癰，陰滯於陽則生疽。」《正字通》：「癰之深者曰疽。疽深而惡，癰淺而大。」

《靈樞》的最後一篇專門論述癰疽，岐伯分析其病因病機時說：「寒邪客經絡之中則血

泣，血泣則不通，不通則衛氣歸之，不得復反，故癰腫，寒氣化為熱，熱勝則腐肉，肉腐則為膿，膿不瀉則爛筋，筋爛則傷骨，骨傷則髓消，不當骨空，不得泄瀉，血枯空虛，則筋骨肌肉不相榮，經脈敗漏，薰於五藏，藏傷故死矣。」意思是說，寒氣入侵經絡之中，血液循環就出現凝滯不通的問題，加上衛氣聚集正邪交爭，寒氣化熱，出現癰腫，熱到了一定程度就腐爛，出膿。如果膿排不出去，就會深入導致筋、骨、髓感染消耗，最終會影響最深的五臟，從而導致死亡。

在回答癰疽的區別時，岐伯說：「大熱不止，熱勝則肉腐，肉腐則為膿，然不能陷骨髓，不為焦枯，五藏不為傷，故命曰癰」；「熱氣淳盛，下陷肌膚，筋髓枯，內連五藏，血氣竭，當其癰下，筋骨良肉皆無餘，故命曰疽。疽者，上之皮夭以堅，上如牛領之皮，癰者其皮上薄以澤，此其候也」。

相比之下，癰是陽症，一般長在肌肉豐厚處。初起有寒戰、高熱，然後體表局部出現紅腫，自覺熱痛；進而紅腫處出現一個或多個膿頭，皮下有波動感，表示內有膿液形成；接著就是膿包破潰，流出黃稠、腥臭膿液，深部的癰還會形成瘻管出膿；待膿液出盡，創面表層有膜覆蓋，下面有肉芽生長，患者自覺由疼轉癢，最終癒合如初，連疤痕都沒有。

體質好的人完全可以自癒。使用中藥、針刺可以促進自癒。比如在高熱、疼痛的時候，用新鮮的蒲公英、菊花、敗醬草搗爛外敷；在體質虛弱，久不成膿的時候，用補益氣血的中藥，比如黃芪、鹿角膠、穿山甲等托裡透膿；在膿成以後穿刺引流；在膿盡以後，外敷、內服中藥促進肌肉生長。總之一句話，因勢利導，鼓舞正氣，驅邪外出，嚴防內竄。

體內的癰比較兇險，輕則會內潰浸淫，重則膿毒入血擾心。所以治療必須及時、妥當。比起西醫動輒開膛破肚、切割刮削，中醫治療內癰確實是簡便廉儉。我曾用大黃牡丹皮湯治療兩例患急性闌尾炎的外國人，都是一服藥治癒，當夜熱退、痛止、便通。方中的冬瓜仁、桃仁有托裡的作用，能把腸壁內浸淫的膿液排到腸腔；冬瓜仁量應大，煎煮時一定要打碎；牡丹皮辛散入血能透膿；大黃、芒硝量應小，能緩泄就成。慢性的腸癰以無熱、隱痛、時發時止為特點，可以用辛熱的附子配上薏苡仁、敗醬草磨碎服用，慢慢化解。

肺癰以高熱、胸痛、咳吐腥臭濁痰、膿血為主症。治療肺癰，《千金方》中的葦莖湯要比《金匱要略》中的桔梗湯好用，只是葦莖要用得多一些，至少一百克。香氣大出，以利宣透，最終的結果是膿血盡出，內癰自癒。現在都用蘆根，似乎差強人意。

最有意思的一例內癰發生在周恩來身上。那是一九三六年夏天，紅軍過草地的時候，周恩來陷入高熱昏迷當中，西醫診斷是由於阿米巴原蟲感染導致的肝膿瘍，也就是肝癰。條件所限，無法手術引流排膿，只能聽天由命。好在鄧穎超懂些中醫，讓陳賡採來草藥為周恩來內服外敷，終於出現了奇蹟，在肝下升結腸處出現潰爛，肝內膿血由大腸排出，周恩來脫離險境。這就讓人不能不佩服人的強大的生命力，以及中醫藥積極的促進自癒能力。

疽以陰寒、冷凝、深邃為特點，起初不痛不癢，後期則疼痛徹骨；不見紅腫，只有堅硬、青紫的結節；不見膿血，要麼乾枯腐朽，要麼清湯寡水，纏綿不絕；創面朽暗，久久不能癒合。

我上大學第一年，同屋的室友得了骨髓炎，住在石景山的一間醫院，我們去探望時看到病歷上記載中醫診斷是附骨疽，當時老中醫開的方子裡面好像有毒藥馬錢子，當時印象很深。這種病只有把朽骨排出、剔出，創面才能癒合。

還有一種陰疽長在陰莖上，在陰莖背側或根部出現一個或幾個條索狀或橢圓形硬結，小的如綠豆大小，大的像花生米。陰莖鬆弛時無不適症狀，勃起時局部有脹痛。小的硬結對勃起無影響，較大的硬結會阻礙陰莖勃起，使陰莖呈彎曲狀，嚴重時可影響性生活。西醫以抗生素、荷爾蒙對症治療，中醫以溫通血脈、化痰散結的陽和湯治療，效果顯著。

現代醫學濫用荷爾蒙，導致人體陽氣過度消耗，陰寒內結，出現股骨頭壞死等病症。這類病症也屬於陰疽的範疇，屬於難治之症，非得溫通陽氣、以毒攻毒不可。只是大量使用附子、砒霜、木鱉子、馬錢子、全蠍、蜈蚣等毒藥，非藝高膽大的人，多不敢用。敢用的醫生，又得不到相應的保障，所以中醫的療法也漸漸湮沒。

咳嗽。

胃食道逆流、呼吸系統、消化系統、勞心過度、咳而遺尿、鼻頭寒涼、節飲食、消積滯

咳嗽人盡皆知，但是「咳」與「嗽」的區別很少有人知道。上大學的時候，老師說過：有聲無痰的叫做「咳」，有痰無聲的叫做「嗽」。老師也是言之有據，金劉河間的《素問．病機氣宜保命集》載：「欬（咳）謂無痰而有聲，肺氣傷而不清也；嗽是無聲而有痰，脾濕動而為痰也。」清朝名醫陳飛霞在其著述的《幼幼集成》中沿用其說：「凡有聲無痰謂之咳，有痰無聲謂之嗽。」

雖然古今的老師都這麼說，可我還是不以為然。咳嗽歷來就是出聲的，甚至用來代指人發言、說話、叫陣。元馬致遠《漢宮秋》第二折：「恐怕邊關透漏，殃及家人奔驟。似箭穿著雁口，沒個人敢咳嗽。」《水滸傳》第三十八回，戴宗罵宋江：「你這賊配軍是我手裡行貨，輕咳嗽便是罪過！」咳嗽如果不出聲，那也沒必要加個口字邊。

單單拎出來，說嗽是無聲的，更是荒謬。唱京戲的時候，老生出場前，為喚起觀眾注意，總是要痰嗽一聲「嗯哼」，怎麼嗽就是無聲的呢？而說咳是有聲無痰的則更是牽強，中

醫雖有乾咳、燥咳等詞形容無痰的咳，但《傷寒論》中「咳吐癰膿」、「咳吐涎沫」等說法比比皆是，怎麼能說咳是無痰的呢？

想明白咳嗽的意思，就得說說咽喉、氣管和食道。咽喉上通口腔和鼻腔，下連氣管和食道，是空氣、飲食、唾液、痰涎出入的必經之路。當水或食物通過咽喉時，喉室上提，會厭便向後下傾倒，將喉的入口蓋往，使飲食進入食道。當有氣流通過時，會厭便自動立起，蓋住食道口，使氣流直接進入氣管。

通常人們用嘴吃飯，用鼻呼吸。特殊情況下也可以張口呼吸，透過鼻子餵食（鼻胃管灌食）。只要咽喉分得清，便無大礙。吃飯、飲水時談笑、打鬧，很容易把冷空氣咽到胃裡，出現腹脹疼痛，直到放屁排出才能緩解。同樣，我們也會把水或食物嗆到氣管裡面，這時候氣管和支氣管就會產生自動的排異反應，肺氣上逆而咳，將異物排出。

氣管和支氣管內壁上有一層黏膜，每個黏膜上皮細胞表面有數百條纖毛。黏膜下層有大量的黏液腺和氣管腺，不斷地分泌少量黏液，覆蓋在纖毛上皮表面，形成一層黏膜，用來黏吸入的塵粒或細菌，濕潤、加溫吸入的空氣。黏膜上的纖毛不斷向上擺動，將黏液向咽喉輸送。外部空氣愈髒、愈冷，痰液分泌就愈多，排痰就愈頻繁。痰液輸送到接近咽喉的時候，就需要人咳一下，把痰排到咽喉，再吐出或咽下。

纖毛運動是無聲的、自動的，但是，如果黏膜表面的黏液過於黏稠、乾燥，或分泌過多，都會妨礙纖毛運動。另外，吸入有害氣體，長期吸菸，或者吸入空氣的溫度過低，也會抑制纖毛運動，甚至引起細胞壞死，纖毛脫落。這時候就需要咳，也就是氣管、支氣管的大幅逆向運動，來排出氣體或黏液了。直到有害氣體或物質排出，纖毛恢復了自主運動，咳才會停止。

食道是一條厚壁肌肉質的直管。食道的運動主要是食道環形肌自上而下，有順序地收縮造成的一種蠕動。食道的內壁富有腺體，可以分泌黏液，以潤滑食道，便於食物團的運行。但是，如果飲食過量、過於肥膩，賁門閉合，食道內的黏液過多，無路可走，人就會嗽一聲，把痰搜刮上來，到了咽喉，再吐出去。有時嗽上來的痰會跑到氣管裡，引起嗆咳，現代醫學稱之為胃食道逆流性慢性咳嗽，其實這就是由嗽而咳。

事實上，嗽有點兒像魚鷹的捕食，吞下一條魚又吐出來，只不過食物還沒到胃裡。《漢書》卷九十三《佞幸．鄧通傳》記載：「文帝嘗病癰，鄧通常為上嗽吮之。」說的就是用嘴吸吮膿液，吸得過頭到了食道，再嗽出來。

所以咳是肺氣上逆，嗽是食氣上逆。反觀劉河間的論述，儘管立論不對，但是結論是正確的，那就是咳是「肺氣不清」，嗽是「脾濕痰動」。咳屬於呼吸系統的問題，嗽屬於消化系統的問題。兩者雖然有密切的聯繫，脾為生痰之源，肺為貯痰之器，但是診斷定位還是要明確，因為治療方法也是不同的。

治咳必須分清順逆，從咳的性質、音色、節律和咳的時間、誘發或加重因素來判斷。一般的原則是因勢利導，助肺排痰，不能一味地止咳、鎮咳。就像治療發燒不能一味地冰敷，有時需要吃藥發汗一樣。現代醫學發明了許多抑制中樞神經的止咳藥，裡面含有可待因、右美沙芬，這些藥物和止痛藥一樣，不是真的解除病痛，而是讓人感覺不到病痛，久而久之還能讓人成癮。

其他臟腑也會影響到肺導致咳，《素問．欬論篇》：「五藏六府皆令人欬，非獨肺也。」臨床比較常見的是心咳和腎咳。心咳是由於勞心過度，心火灼灼，克伐肺金。這種咳一般在激動、緊張時加重，以半聲咳為主，夜間重，甚至伴有盜汗。腎咳以咳而遺尿、鼻頭寒涼為特徵，因命門無火，督脈不溫，鼻子吸入的空氣無法加熱，刺激肺而產生。我的一個德國女學生二〇〇二年年初患腎咳，我給她用金匱腎氣丸，症狀開始緩解。正好蘇有餘先生來講課，蘇老師一聽其咳聲，就說這是腎咳，點按命門腎腧以後，咳聲即變，次日就不咳了。

治療嗽的關鍵在於節飲食，消積滯。控制飲食攝入的速度，也很關鍵。治療嗽的藥物離不開半夏，它清降食道、胃內的寒痰，散冷結。《金匱要略．婦人雜病脈證并治》：「婦人咽中如有炙臠，半夏厚朴湯主之。」這種咽中嗽不出來，咽不下去的痰，用半夏最合適。其他類似的經方還有半夏散及湯、小半夏湯、半夏瀉心湯。另外，消化寒痰食積最好的方子，就是三子養親湯，歷來被用於治療老年人的寒嗽，裡面用了白芥子、蘇子、萊菔子。我之後在《膾炙》一文會介紹吃生魚片時的作料，芥末、紫蘇葉、蘿蔔絲，其功用與三子完全一樣，這些都是中醫的傳統療法。

戲曲界有句行話叫做「飽吹餓唱」，大概是因為吃飽了氣足能吹，餓的時候腹腔空，能共鳴，胃裡也不會有痰上來糊嗓子，影響發聲。

哮喘。

過敏、支氣管壁發炎、左心衰竭、呼吸困難、藍嬰症、高血壓、冠心病、風溼性心臟病、二尖瓣狹窄、睡眠呼吸中止症、營養過剩、氣胸、肺組織纖維化

肺主氣，司呼吸，激揚清濁，吐故納新，是為常態。如果呼氣不利，吸氣不暢，就會出現哮喘，此為病態。簡單地說，「哮」（wheeze）是呼氣的時候發出鳴響；「喘」（asthma）是吸氣困難，導致吸氣節奏加快。一呼一吸，病本不同，兩者如果同時出現，就稱之為哮喘。

「哮」是呼喊的意思，《集韻》：「哮，呼也。」本義是野獸的嚎叫，《說文》把「哮」解釋為野豬的驚叫。《通俗文》說：「虎聲謂之哮唬。」杜甫有「熊羆哮我東，虎豹號我西」的詩句。反正哮不是人發出的正常聲音。

人能發出這種不正常的哮鳴，是由於呼氣受到了阻礙、擠壓，產生了高頻尖銳的聲音。人們所熟悉的鼾聲，即呼嚕聲，是鼻、咽部呼吸道被堵塞以後引起的；當下呼吸道包括氣管、支氣管、肺泡出現阻滯的時候，哮鳴就產生了。

現代醫學發現，有些過敏體質的人在吸入塵蟎、花粉、冷空氣以後，或攝入魚蝦（海魚）、芝麻、貝類、堅果類（腰果、花生等）、乳製品甚至小麥製品以後，會引起支氣管壁發

炎、腫脹，同時產生黏性重的分泌，痰涎積聚於支氣管內，產生哮喘。還有一些氣管炎反覆發作的病人，雖然與過敏無關，但是產生哮鳴的原因也是痰阻呼吸道。

中醫認為，所謂過敏不過是人體陽氣衰微或者陰寒內盛，不足以抗衡、消化外來的寒氣和寒涼性質的食物，以至於誘發或添加了體內陰寒的痰涎黏液，阻塞呼吸道。如果提高小腸的溫度，使消化酶得以正常工作，就不會出現過敏現象，痰涎黏液也會化解為正常的津液，供人體使用，而不是危害人體。初期中醫也會建議病人避免食用導致過敏的食物，隨著體質的慢慢改善，病人就可以脫敏，隨意吃東西。

對已經形成的痰濁黏液，可以透過咳，也就是支氣管壁的平滑肌收縮來達到排痰的目的，初期有效，時間長了，或者痰涎過多排不勝排時，就像過度奔跑的運動員會出現抽筋一樣，支氣管壁的平滑肌因過度收縮而出現痙攣、腫脹，反而加重呼吸困難，加重哮喘。

最為嚴重的是由於左心衰竭引起肺血管外液體過度增多並滲入肺泡而產生的哮喘。臨床表現為呼吸困難、藍嬰症、咳嗽、咳白色或粉紅色泡沫痰。此類病人多有高血壓、冠心病、風溼性心臟病、二尖瓣狹窄等病史和體徵，兩肺不僅可聞及哮鳴音，尚可聞及廣泛的水泡音，被稱為心因性哮喘，中醫稱為肺脹。

現在很多人患有睡眠呼吸中止症候群，其特點就是呼氣尖銳鳴叫，甚至有呼哨，而吸入困難，有的出現短暫的呼吸停頓，直到憋醒。簡單分析，有人認為是懸雍垂，也就是小舌腫大，壓住了氣管，於是就一切了之。但是過了不久，問題依然如故，病人反倒增添了嗆咳的毛病，因為吃東西的時候，小舌沒了，吞嚥時覆蓋不住氣管，導致食物經常跑到氣管裡。

從中醫角度來看，應該從調整脾胃消化入手治本，再去清理肺內和大小氣管內的痰液。有句古話叫做「脾為生痰之源，肺為貯痰之器」。營養過剩，脾吸收過多，容易形成痰飲，阻塞在肺和氣管內，造成呼吸不利，甚至窒息。所以晚上早吃飯，少吃飯，不吃完就睡，多吃點化痰消食的白蘿蔔有好處。把體重、血脂降下來，呼吸才會改善。

「喘」是吸氣節奏加快，《說文》定義：「疾息也。」劇烈運動的時候，或外部缺氧的條件下，人們呼吸的節奏自然會加快。但是平素狀態下，吸氣節奏加快，那就是病態了。嚴重的時候，病人張口抬肩，不能平臥。

出現喘的原因，有的與哮相同，比如痰阻呼吸道，氣管本身痙攣，肺泡被堵塞，這些屬於邪氣實，清除了痰濁瘀血，清氣得以深入，自然就不喘了。另外的原因屬於正氣虛，也就是肺本身吸納功能出現了問題。

比如氣胸，由於胸腔有空氣進入，使肺葉被壓萎縮，無法進行正常氣體交換，出現急促喘息的症狀。還有小兒肺不張，由於各種原因導致的肺組織萎縮或無氣，開始是喘息，最終失去呼吸作用。還有由於病毒造成的肺部持續炎症損傷，加上濫用抗生素，機體反覆修補，甚至修補過度，造成肺組織纖維化。纖維組織代替正常的組織，肺泡結構變形，失去呼吸功能，最終導致呼吸衰竭。

哮喘的治療應該本著急則治標，緩則治本的原則。哮喘發作的時候，應當及時使用氣管擴張劑，或口服緩釋茶鹼類藥物，配合吸入糖皮質激素氣霧劑，以免發生窒息。發作不劇烈的時候，應當助咳排痰，小青龍湯、桔梗湯、葦莖湯都有這個作用。當痰凝結澀滯難出的時候，可以用海藻、昆布、文蛤、海蛤殼之類稀釋化痰的藥物。痰瘀互結深入血分的時候，就需要加入活血化瘀的藥物了，比如三七、桃仁、壁虎等。張錫純先生提出的按壓天突穴以排痰，也是簡便有效的好方法。

患者平時應當注意增減衣物，避免外感風寒，節制飲食。俗話說，家無內賊，引不來外鬼。如果病人沒有陰寒、痰濕的體質，也不會有什麼過敏反應。如果體質改變了，吸入或攝入以前會引起過敏的東西自然安然無恙。現代醫學對改善體質沒有辦法，總是拿基因做文章，把哮喘歸咎於遺傳。稍微有點兒哲學修養的人都知道，因果之間，有個緣字，緣就是條件。就算有種子，如果沒有合適的土壤、溫度、濕度、肥料，它也不會開花結果。就算有了哮喘遺傳的基因，如果沒有合適的身體條件，它一樣不會發病。據我觀察，小兒過敏性哮喘，基本上與冷飲、甜品、肥膩有關。如果管不住孩子的嘴，想根治哮喘，那是不可能的。

單獨的喘症以氣陰兩虛為多見，氣短甚至氣絕的病人，用大劑量的山茱萸煎湯頓服，確有起死回生的效果，症狀不嚴重的用生山藥熬粥或煎湯代茶飲最為合適。乾咳而喘的病人，用滋潤肺陰的沙參、麥冬、川貝等，或者就用秋梨蒸食。嚴重的陰血不足導致的喘，應當用血肉有情之品，如蛤蚧、紫河車等等。肺纖維化、石棉肺的喘，屬於難治之症，還是以預防為主。

肥胖。

糖尿病、膽經氣血、肌肉、脂肪、水腫、脹氣、心腎功能衰竭、水毒

前面說過了脂肪，這次來說說肥胖。現代人以為肥胖就是形容脂肪多的，但是在古代不是這樣，「肥」恰恰是形容肌肉多的一個詞。《說文》：「肥，多肉也。」

唐朝張志和的詞中寫道：「西塞山前白鷺飛，桃花流水鱖魚肥。」魚的脂肪很少，魚肥自然是指魚的肉多，體形大。舊時北京商販叫賣時吆喝：「驢肉！肥！」我剛開始聽了很納悶，驢又不是豬，怎麼會有那麼多脂肪？要是肉那麼肥，怎麼有人愛吃？殊不知人家還是遵循古義，說的是肉多。人們買牲畜的時候要揣一揣肥瘠，就是看看肉多肉少。《狂人日記》中的主人公，認為來幫他看病的醫生是劊子手假扮的，為他診脈就是在摸肥瘠，準備殺他。

前日朋友送來一頭麅子，我請人剝皮肢解。那屠戶說：「這個麅子好肥啊。」我心中明白人家說的是麅子肉多，不是說脂肪多。野生的麅子整天奔波，盡是肌肉，哪來的脂肪？

《素問．奇病論篇》說：「此肥美之所發也，此人必數食甘美而多肥也，肥者令人內熱，甘者令人中滿，故其氣上溢，轉為消渴。」這裡的「肥美」就是指滋味厚重的肉食，羊

大為美。說的是富貴人家飲食甜膩、多肉，結果身體內部產生毒熱，腹部脹滿，導致消渴病——類似今天的糖尿病，能吃，能喝，能尿，就是不長肉。

《靈樞．陰陽二十五人》載：「足少陽之下，血氣盛則脛毛美長，外踝肥；血多氣少則脛毛美短，外踝皮堅而厚；血少氣多則胻毛少，外踝皮薄而軟；血氣皆少則無毛，外踝瘦無肉。」「瘦無肉」相對「肥」字，意思自然就很清楚了。說的是膽經氣血旺盛的人，外踝肌肉筋腱肥厚有力，小腿上的毛又長又黑。膽經血多氣少的人，腿毛短而黑，外踝表皮堅厚。膽經血少氣多的人腿毛少，外踝皮薄而軟。膽經氣血不足的人，腿上乾脆就不長毛，外踝乾癟，一摸就是骨頭。

《素問．三部九候論篇》載：「必先度其形之肥瘦，以調其氣之虛實。實則瀉之，虛則補之。」說的就是針刺之前，必須度量揣摩病人的身體之肥瘦，再根據氣血運行的情況，採取不同的補瀉手法。

《靈樞．終始》載：「故刺肥人者，以秋冬之齊；刺瘦人者，以春夏之齊。」這些講的就是根據體形，選擇治療的方法，就針刺而言，針刺肥厚的人，應該用瀉法，如秋風掃落葉一樣深刺，對瘦薄的人應該用補法，如春夏促進生長，柔和淺刺。

《靈樞．逆順肥瘦》載：「年質壯大，血氣充盈，膚革堅固，因加以邪，刺此者，深而留之，此肥人也。廣肩，腋項肉薄厚皮而黑色，脣臨臨然，其血黑以濁，其氣濇以遲，其為人也，貪于取與，刺此者，深而留之，多益其數也。」大意是說有的成年人氣血很足，皮膚厚實堅固，感受邪氣以後，可以深刺，留針時間長一些。對於寬肩膀，除了腋下後頸以外皮糙肉厚的人，厚嘴脣，血色發黑汙濁的人，他們的氣行不暢，為人好貪好取，也應該深刺久留針。相反地，對於瘦人，就應該淺刺並且快速進針出針。岐伯曰：「瘦人者，皮薄色少，肉廉廉然，薄脣輕言，其血清氣滑，易脫于氣，易損于血，刺此者，淺而疾之。」

《靈樞．論痛》少俞曰：「胃厚、色黑、大骨及肥者，皆勝毒；故其瘦而薄胃者，皆不勝毒也。」意思是說，胃壁厚的、皮膚顏色重的、骨節大的、身體豐盈的人，對毒藥的耐受性相對強一些。而體重輕、胃壁薄的人都不能耐受攻邪的毒藥。現代醫學根據體重決定給藥量，大概與此類似。

《內經》中的「肥」字是形容肌肉豐滿、體形大，皮革充盈的人，不是指脂肪多。今天肥胖的意思，古人叫做脂肥或膏腴，類似的還有豐滿、豐盈。腧穴中的足陽明胃經的絡穴豐隆，善於化痰降脂，是減肥的要穴。

「胖」的本義是古代祭祀時貢獻的半體牲畜，也就是半扇肉。《說文》：「胖，半體肉也。」後來引申為寬大。《禮記．大學》載：「富潤屋，德潤身，心寬體胖。」肥的反義詞是瘦或瘠，胖的反義詞應該是乾癟。

胖還用來形容水腫、脹滿。俗話說男怕穿靴，女怕戴帽，說的就是男人怕從腳上腫起來，女人怕從臉上開始浮腫。其實無論男女，出現水腫都是心腎功能衰竭的表現，只不過心臟病一般表現為下肢水腫，腎病表現為面目浮腫。更不用說肝硬化腹水，腫的是肚子，有的連肚臍也會頂出來。

說起水腫，就不能不說說時下流行的所謂科學方法，讓人不分青紅皂白，早上起來先灌幾杯水。這種邏輯實在是害人不淺。有的人喝完腹瀉，被稱為通便；有的喝完就憋不住小便，導致尿頻尿急；有人不拉也不溺，水在胃腸裡面晃盪，一摸全是水鳴音；有的就開始浮腫，從眼泡先浮腫，所謂喝水也長肉，其實就是喝水導致水腫。這些人一伸出舌頭，就像狗一樣能夠滴滴答答流水，舌頭也是腫大得兩側布滿了齒痕。當中有人確實有冠心病或腎臟病，有的尚處初期發展中，中醫稱之為水毒。

治療水毒，首先要停止灌水，本著不渴不喝，渴必熱飲，飲必三口的原則，其次要用苓桂劑化氣行水，這樣才能把人從水腫中拯救出來。單純使用發汗藥和利尿劑脫水減肥，是會害死人的。

肥胖的人都是體形豐盈碩大，但是內容不同。脂肪多的人古人稱為膏人，縱腹垂腴，就是現在挺著啤酒肚、頂著一張圓臉蛋的人；肌肉多的人，古人稱為肉人，這些人體形豐滿，但是上下勻稱，沒有贅肉；還有一種人體形不大，但是脂肪堅實，肌肉強悍，古人稱為肥人，也叫做脂人。胖人可能是脂肪多或者肉多，也有可能是水腫的人、脹氣的人。

癥瘕。

氣滯或氣結、結塊、淺表性胃炎、寒暖失宜、飲食生冷、腹脹、胃酸過多、疼痛、噯氣、大腸蠕動遲緩、便祕、宿便、卵巢囊腫

「癥瘕」是中醫特有的病症名稱，是基於中醫的理論，對人體病理變化的診斷。可惜在目前所謂「西醫診斷，中醫治療」的氛圍中，中醫已經交出了獨立思考、判斷的權利，人云亦云，隨聲附和，淪為現代醫學的附庸。沒有西醫影像診斷的支援，中醫便不敢吭聲。即便發現了問題，也很少有人想到癥瘕上去。「癥」（音同「徵」）字也被簡化成了「症」。

道家的宇宙觀以無中生有立論，具體畫分為四個階段：易、初、始、素。易是空虛寂寥、尚未有氣的階段，初是氣產生的階段，始是形產生的階段，素是質產生的階段。

疾病的發生發展也是從無到有，經歷了無邪、有邪氣、形變、質變的過程。癥瘕描述的就是疾病從無形的邪氣發展到有形的積聚，並即將質變成癌的階段。所以根除癥瘕，其實就是防患於未然。西醫只有在看到細胞的質變，病理報告查出癌細胞時才去治療。中醫的防微杜漸，控制量變預防質變，控制形變預防質變的理論和手段是不是更先進呢？

相對於中醫理論中很多形而上的概念，比如精、氣、神等，癥瘕比較容易理解，因為它

們是腹內有形的結塊。在合格的中醫眼裡、手下，癥瘕是能被感知的，看得見、摸得著。這種認知甚至比X光、CT等現代影像檢查還要靈敏，還要早。也就是說，很多被中醫診斷為癥瘕的病人，西醫檢查卻沒有問題，被判定為正常。《史記．扁鵲倉公列傳》記載：扁鵲經過長桑君的訓練，服食上池水和藥物，最後能「以此視病，盡見五藏癥結」。也就是扁鵲能夠看到體內有形的病患，這種望而知之的本事在《韓非子．喻老》扁鵲見蔡桓公一段中也有記載，所以扁鵲被稱為神醫。而大多數的中醫，能以切而知之，以巧取勝。

「瘕」从疒叚聲（音義同「假」），叚兼義，此為形聲兼義，發音同「假」，有假借人體臟、腑、血、液的含義。意思是邪氣剛剛開始聚集，所以時聚時散，遊走不定，形狀可變。邪氣開始影響人的正氣時，能導致其功能、運動停滯或衰退，中醫稱為氣滯或氣結。邪氣過重或遷延日久，外加攝入的有形物質得不到消化、排泄，就會形成有形的癥瘕。

《諸病源候論．瘕病候》載：「瘕病者，由寒溫不適，飲食不消，與藏氣相搏，積在腹內，結塊瘕痛，隨氣移動是也。言其虛假不牢，故謂之為瘕也。」意思是說，由於飲食不注意冷熱，吃了不消化，食物殘渣積聚於胃腸之中，形成硬塊，產生疼痛。但是硬塊會隨著氣脈搏動、胃腸蠕動而移動，虛假且不牢靠，所以叫做瘕。

《聖濟總錄．積聚門》載：「浮流腹內，按抑有形，謂之瘕。」《雜病源流犀燭．積聚癥瘕痃癖痞源流》載：「瘕者假也，假血成形，腹中雖硬，其實聚散無常也，亦往往見於臍上。其緣由寒暖失宜，飲食少節，臟腑之氣先虛，又復多所勞傷，外而感受風寒，停蓄於內，是故正虛邪實，正不能勝邪，邪遂挾其力，反假遊行之血，相聚相結，而成顆塊，推之而動，按之而走，故名曰瘕。」《羅氏會約醫鏡》載：「瘕者得之傷血，肋間有塊如石，按之痛引少腹，去來無常，肚硬而脹，食減餐泥，假物成形，如血鱉之類。治宜調養脾胃，磨積消痞，奏效遲緩。」

「癥」，从疒徵聲，徵兼義，此為形聲兼義，發音同「徵」，含有有徵可循的意思，也就是弄假。成真，由瘕而癥。比起瘕來，癥更為嚴重，形狀固定，質地堅硬、牢固。《聖濟總錄·積聚門》言：「牢固推之不移者癥也。」《諸病源候論·癥瘕病諸候》載：「其病不動者，直名為癥。」王叔和在《脈經》中說：「脈沉重而中散者，因寒食成癥。」所以與癥搭配的字都很可怕，比如癥堅、癥痼、癥噎。比如血症，《雜病源流犀燭·積聚癥瘕痃癖痞源流》載：「其有臟腑虛弱，寒熱失節，或風冷內停，飲食不化，周身運行之血氣，適與相值，結而生塊，或因跌仆，或因閃挫，氣凝而血亦隨結，經絡壅瘀，血自不散成塊，心腹胠脅間苦痛，漸至羸瘦，妨於飲食，此之謂血症。」

「癥」、「瘕」合用，泛指體內一切積聚結塊。葛洪在《抱朴子·用刑》中寫道：「夫癥瘕不除，而不修越人之術者，難圖老彭之壽也。」《金匱要略·瘧病脈證并治》載：「病瘧，以月一日發，當以十五日愈；設不瘥，當月盡解；如其不瘥，當云何？師曰：此結為癥瘕，名曰瘧母。」

預防和治療癥瘕，升降、出入是關鍵，《素問》云：「出入廢則神機化滅，升降息則氣立孤危。」六腑以通為用，傳化物而不藏，更虛更實，大多數癥瘕都源於六腑。從入而言，飲食生冷，很容易導致胃的蠕動減緩，消化功能衰退。腹診的時候，中脘上下發涼，觸探有結，質地堅硬。患者有的有腹脹、胃酸過多、疼痛、噯氣的症狀，有的則根本沒有症狀，食納正常。西醫做胃鏡檢查大多數正常，個別被診斷為淺表性胃炎，因為沒有質的改變，所以不以為然。而中醫則診斷為癥瘕，當做隱患，必欲除之而後快。

現代人大多心浮氣躁，氣聚於上焦，下焦多陰寒。大腸蠕動遲緩，便祕、便難的人比比皆是。這些人腹診時，一般在天樞、大橫穴附近有冷結、癥瘕，西醫檢查有的說是有宿便、糞塊，有的也查不出什麼。中醫則用開痞散結、溫化痰濕、通腑活血的方法，以消除癥瘕。

婦人月經，受寒或鬱怒，以至於血當出而未出，容易在小腹肝經潛行處形成癥瘕。西醫有時能發現是卵巢囊腫。患者有自覺疼痛的，也有渾然不覺、漸漸腹大的。中醫以癥瘕論治，活血逐瘀，痛下黑色瘀血塊，就能完全根治，且不復發。比反覆動手術好得多。

無形的邪氣如同流寇，有形的癥瘕如同根據地。一旦流寇有了基地，就容易形成氣候。常言道：用藥如用兵。消除癥瘕，如同搗毀敵人的根據地，這樣邪氣就容易治療，也許放個屁、打個嗝、打個噴嚏就沒事了。

積聚。

食積、飲食生冷肥膩、消化功能衰弱、噯腐吞酸、心下痞硬、磨牙噬齒、消瘦乾枯、急劇的腹痛、嘔吐、胸悶氣短、長期脾胃消化不良、慢性咳喘

「積聚」與「癥瘕」經常並稱，含義相近，也是指邪氣聚而成形，久而成積的病理變化。其中「聚」與「瘕」，「積」與「癥」含義類似。

一般人經常說的食積、疳積，就是指飲食過於生冷、肥膩，或者消化功能衰弱，即便飲食正常，胃腸內也會出現有形的積滯。患者會出現噯腐吞酸、心下痞硬、五心煩熱、磨牙噬齒、消瘦乾枯等症狀和體徵。西醫檢查也許無異常，中醫腹診會觸摸到腹內的有形結塊，其實也不是長了什麼癌瘤，就是包裹著食物殘渣的不蠕動的胃腸。

最典型的例子莫過於柿結石。柿子性寒味澀，空腹吃或服食過多，就會在胃內形成結石。患者會出現急劇的腹痛、嘔吐，在上腹部會摸到堅硬的結塊，X光或胃鏡檢查也會發現問題。中醫以辛散溫通的方法治療，可以消食化積，消滅有形於無形。

嚴格說來，中醫說的積並非一般人說的積。因為中醫說的積，專指深入臟的腫瘤結塊。從程度上畫分，聚最輕，近乎無形。很多心氣不舒的病人，感覺胸悶氣短，點按膻中穴

以後，會噯氣、打噴嚏，症狀就得以緩解，方才聚的邪氣也就消散了。肝氣鬱滯的病人，表現為脅肋脹滿，身體受熱或被按壓以後，就會打嗝，症狀也得以緩解。有的消化不良的病人表現為腹脹，點按期門、日月以後，就會出現腸鳴、矢氣。這些滿、悶、懣、脹的感覺，都是邪氣聚集的表現，因為是初起，所以不至於疼痛。臨床檢查的時候，往往有寒溫、流動的變化，沒有形狀的感覺。

《難經．五十五難》曰：「積者，陰氣也，聚者，陽氣也。故陰沉而伏，陽浮而動，氣之所積，名曰積，氣之所聚，名曰聚。故積者，五藏所生，聚者，六府所成也。積者，陰氣也，其始發有常處，其痛不離其部，上下有所終始，左右有所窮處。聚者，陽氣也，其始發無根本，上下無所留止，其痛無常處，謂之聚。故以是別知積聚也。」意思是說，積是陰寒的能量凝結而成，聚是陽熱的能量凝聚而成。一般積比較深沉、寧靜，有固定的起始位置，痛有定處，上下左右邊界分明。而聚較為表淺、浮動，不知從何而來，也不知會流動到哪兒去，痛點也不固定。

瘕是聚的延伸，已經有形，但是不固定，狀態可變。癥比瘕更嚴重，質地堅硬，形狀、位置相對固定。

積是最為嚴重的，病位很深，一般都在五臟，病性接近質變，也就是近乎癌，會變為不治之症。《金匱要略．五臟風寒積聚病脈證并治》詳細論述了積聚的病因、病機和脈象：

「積者，藏病也，終不移；聚者，府病也，發作有時，輾轉痛移，為可治；罄氣者，脅下痛，按之則愈，復發，為罄氣。諸積大法：脈來細而附骨者，乃積也。寸口積在胸中；微出寸口，積在喉中；關上積在臍旁；上關上，積在心下；微下關，積在少腹。尺中，積在氣沖；脈出左，積在左；脈出右，積在右；脈兩出，積在中央，各以其部處之。」

《靈樞．邪氣藏府病形》詳細提到了五臟之積的名稱、形狀和脈象。《難經．五十六難》對此做了詳細闡述：「肝之積，名曰肥氣，在左脅下，如覆杯，有頭足，久不愈，令人發咳逆痎瘧，連歲不已，以季夏戊己日得之……心之積，名曰伏梁，起齊上，大如臂，上至心下，久不愈，令人病煩心，以秋庚辛日得之……脾之積，名曰痞氣，在胃脘，覆大如盤，久不愈，令人四肢不收，發黃疸，飲食不為肌膚，以冬壬癸日得之……肺之積，名曰息賁，在右脅下，覆大如杯，久不已，令人灑淅寒熱，喘咳，發肺癰，以春甲乙日得之……腎之積，名曰奔豚，發於少腹，上至心下，若豚狀，或上或下無時，久不已，令人喘逆，骨痿少氣，以夏丙丁日得之。」

總體來看，五臟之積大致分布在心下、兩脅、臍上、臍下等五個部位，與後世中醫腹診的募穴定位大致相當。只要診斷定位定性明確了，在治療時針刺艾灸取穴、用藥歸經，也就清晰了。

如果拋棄中醫的觀點和立場，僅僅依靠西醫的診斷，很可能就會對已經出現的積聚視而不見，面對患者的痛苦而不知所從。另外中醫認為肝氣生於左，肺氣降於右，所以五積之中，肝之積表現為左脅下的結塊，也就是西醫所說的脾大。而西醫所說的肝大，在五積之中，屬於肺病的範疇。

我個人的臨床經驗是，神志病多為心氣鬱結、積滯，類似伏梁症候，所以必刺心下。長期脾胃消化不良，多在臍上有積，類似痞氣，必刺中脘、水分。肺氣鬱閉，慢性咳喘，右脅下多有拘急、痰結，必刺梁門、腹哀、章門。而肝病日久，多在左脅出現腫塊，沿其邊緣淺刺，在期門、日月點按多有良效。腎藏精血，下焦也納汙垢，最易聚積陰寒，針刺關元是化腎積的絕妙方法。

有趣的是，積是邪氣聚成，而化積絕不是吐下有形的物質，而是積塊漸消，回歸邪氣，病人開始打嗝放屁，並且逐日增多。有的病人服藥以後，連連放屁，甚至自覺困窘，不好意思坐在辦公室，只好頻頻去洗手間。還有的病人在針刺得氣以後，感覺順著針柄有涼氣外冒。有的病人在艾灸後，腹中雷鳴，自覺如陽春回暖，冰消雪融。

邪氣假借臟腑形成積聚，如同罪犯脅持人質。攻伐失當，則傷害正氣，總不能為了消滅敵人，把自己的臟腑器官都切了。補養不當，則滋養邪氣，會使積聚愈來愈大。我曾經治療兩位胃癌患者，他們是同父異母的兄弟，兩人幾乎同時發病，都不願意手術治療。弟弟相對富裕，不聽我勸告，在治療期間，偷偷買了人參補養，複診的時候我發現他全腹堅硬如石，後來早早去世。哥哥控制飲食，堅持服用中藥，存活五年。

分別清濁，去邪留正，是個精細活兒，也是個慢活兒，不是粗魯急躁的醫生做得來的。

疥癬。

紅疹、發癢、疥癩、皮膚毛髮或趾（指）甲病變、脾胃功能不好、消化吸收不良、糖尿病、濫用抗生素

「疥」、「癬」都是皮膚表面的疾病，人們常用來比喻有關痛癢、但無礙生命的小問題。《後漢書．鮮卑傳》記載，蔡邕議論國事時說過：「邊垂之患，手足之蚧搔；中國之困，胸背之瘭疽。」當年蔣介石為其攘外必先安內的政策辯護的時候，也說過：「日本人是疥癬之疾，共產黨是心腹之患。」

全面分析的話，內憂外患從來都是並存的，俗話說「蒼蠅不叮無縫的蛋」，「黃鼠狼專咬病鴨子」。所以，消滅蒼蠅和彌補裂縫，消滅黃鼠狼和治好病鴨子缺一不可。從治國而言，如果統治者胡作非為，視萬民為芻狗，自然會生出內憂。修長城、搞海禁，只能維持一時的平安，外患是防不勝防的。如果藏富於民，藏兵於民，人民群眾就是活動的堅強長城，怎麼會有外患呢？可惜歷代的統治者都害怕人民造反，寧可勞民傷財修建不會造反的死長城，也不願供養一支能征善戰的活軍隊。

用藥如用兵，分析治療疾病也是如此。《素問．上古天真論篇》曰：「虛邪賊風，避之

有時。」古人透過細緻入微的觀察，體會到有我們肉眼看不到的病邪存在，眼見為實的話，眼不見為虛。中醫把這種帶來感染侵害的邪氣叫做虛邪。「風」字裡面是個蟲，我們常說的傷風、中風，其實包含了現代醫學所說的細菌、病毒。所謂「賊風」，就是在人睡覺、不注意時偷偷進來的邪氣。《西遊記》中唐僧的三個徒弟，他們的名字代表悟道的三個不同層次。沙僧叫悟淨，俗話說眼不見為淨，儘管肉眼看不見它們，沙僧卻體悟到了細微物質的存在，因而能進一步去研究並把握它們。

人平素應該養護正氣，有意識避開邪氣，所謂「正氣存內，邪不可干」。在邪氣過盛、無可逃避的時候，就應當想辦法抗病殺敵。人不可能生活在無菌的溫室裡，否則一旦臟腑功能失調，氣血不暢，疾病就會爆發。治療疾病也應本著「急則治標，緩則治本」的原則，扶正和驅邪全面兼顧。相對而言，現代醫學擅長殺滅病菌除外患，中醫擅長調整內部機能解內憂。內外皆修，就是十全十美。

以前人們對於結核、傷寒、霍亂、鼠疫等烈性傳染病幾乎束手無策，中醫採用食療、中藥、靜坐、武術、導引、吐納等增強體質的方法，儘管有效，但是用時緩慢且不便推廣，很難應急。在抗生素發明以後，採取直接殺滅細菌的方法，效果顯著。隨著戰亂、饑荒的減少，人們體質的提高，類似的疾病才得到了有效的控制。

對於病毒感染，目前沒有直接有效的殺滅病毒的方法，只能採取免疫注射，用滅活的疫苗刺激人體產生抗體，達到防病的目的。防治天花的種痘法是中醫首先發明使用的，但是由於採用的是沒有滅活的疫苗，種痘的死亡率還是居高不下。以毒攻毒的理念先進，但是技術手段不行。在今天，如果無法確定病毒狀況，或無法製成疫苗，或者人體免疫功能低下或喪失，或者病毒變異迅速，免疫接種就是空談。幫助人體恢復正氣，中醫的理論和實踐是經驗豐富的，值得中醫自豪，也值得現代醫學借鑑。

根據對人體侵害產生的症狀，疥癬可視為由兩種不同的外邪導致的疾病，同時也應看到疥癬好發的特殊體質和環境。

「疥」是形聲字，像鑽入人體的寄生蟲之形，現代醫學稱之為疥蟲。疥蟲的顎體很小，位於軀幹的前端，一半陷入軀幹中，螯肢呈鉗形，方便食用皮膚的角質蛋白。疥蟲軀幹的後半部有幾對杆狀的剛毛和長鬃。疥蟲夜行晝伏，因此病人往往在晚上覺得皮膚發癢。

疥蟲一般侵襲毛髮濃密處，比如陰毛、腋毛、頭髮等處，會導致紅疹和發癢。人抓撓後極易引起皮膚破潰感染，癒合後造成掉髮，局部形成瘡疤，俗稱疥癩或疥癩頭。

疥瘡好發於春夏，《禮記．月令》說：「(仲冬)行春令……民多疥癘。」《周禮．天官．疾醫》則說：「夏時有癢疥疾。」更重要的原因是環境骯髒、相互傳染和人本身營養不良。常見的傳染場所包括旅館、公共浴池、宿舍等等。還有，現在養寵物的風氣盛行，貓狗的疥瘡傳給主人的例子也屢見不鮮，如自己或家人身體發癢，而寵物的胸腹、耳、四肢關節處有脫毛等現象時，可能就是感染了動物的疥瘡，一定要趕緊找皮膚科醫師及獸醫診斷！

治療疥瘡，中醫很早就發現並使用了硫磺製劑，外用殺滅疥蟲。現代醫學目前也依然採用昇華硫和二硫化硒、硫磺軟膏等藥物治療疥瘡。

「癬」字直接由苔蘚變化而來，喻指癬是由真菌感染，導致皮膚、毛髮或趾（指）甲病變的接觸性傳染病，特徵為皮膚有環形脫色斑，覆以皰疹及鱗屑。《說文》曰：「癬，乾瘍也。」癬也可以互相傳染，《釋名》曰：「癬，徙也。浸淫移徙處日廣也，故青徐謂癬為徙也。」

如果僅僅採用殺滅真菌的辦法，儘管短期效果好，但是常常會反覆發作，有的真菌還會產生耐藥性，選擇用藥非常棘手。癬的發病與人的體質有密切關係，中醫認為脾胃功能不好，消化吸收不良的人，容易為真菌提供有利的生長環境，形成感染。糖尿病患者如果血糖控制不好，癬病也難以根除。濫用抗生素的病人，也會導致腸道、尿道、陰道的菌叢失衡，真菌氾濫，不可收拾。有些嗜食肥甘，愛喝啤酒冷飲的人，濕濁很重，陽氣不足，就像提供了一個陰暗潮濕的環境，極易引起真菌滋生和復發。不解決內憂，光靠勤換衣服、鞋襪，或者大劑量使用消滅真菌的藥物，是沒用的。因果之間有個緣，只要不提供黴菌生存生長條件，一樣可以抑制感染。總體來說，治療疥瘡，以除外患、消滅寄生蟲為首務。治療癬病，還是以改善體質，消除真菌生存環境為好。

痞滿。

盲目用瀉下藥物、嗜食菸酒或重口味、欲火焚身、目赤落髮、飲水過多或小便過少、躁鬱、痰血鼻血、口瘡、痤瘡、腹瀉、陽痿陰縮、尿頻、遺精、帶下、尿濁、梅核氣

有句成語叫做「否極泰來」，大家都知道是比喻壞事發展到極處，可以轉變成好事。這個成語體現了道家辯證的哲學觀念，類似的成語還有「樂極生悲」、「物極必反」、「盈則虧」、「凹則盈」、「曲則直」等。

為什麼說否是不好的，泰是好的呢？這還得從道家的價值觀說起。簡單一句話，道法自然。道家以順應自然為是，以違背自然為非。如果用陰陽描述自然的話，那麼陰陽和合、交流為順，陰陽隔離、斷絕為逆。

按照陰陽不同的屬性，本應清氣上升，濁氣下降；清者自清，濁者自濁；清者恆清，濁者恆濁。但是這樣的話，陰陽只有分離，沒有交流，處於陰陽隔絕的狀態，像分居、離異或冷戰的夫妻，是不會有生命產生的。道家稱之為天地不交，用卦象來描述就是這樣：陽在上，陰在下，也就是乾上坤下，男上女下，卦名曰「否」。

反過來說，如果本屬陰寒的濁氣能蒸騰上天，本屬陽熱的清氣能下降到地，這樣陰陽就產成了互動、交流，而萬物就在這交流中產生了。人就是自然界陰陽交流的最完美傑作。《易經》稱之為天地交，用卦象來描述就是陰在上，陽在下，乾下坤上，男下女上，地氣上升為雲，天氣下降為雨，翻雲覆雨，如此這般，循環往復，無有終時。卦名曰「泰」。

用沙漏作個形象的比喻的話，沙子在下，空氣在上的時候，沙漏是死的；但倒過來的話，沙子在上，空氣在下，運動和交流就開始了。地球上之所以有生命，而其他星球上沒有，就是因為在陽光的照耀、大氣層的籠罩下，地球實現了天地、陰陽的交流，從而衍生了萬物。

地球上每個生命，包括動物和人，都有陰陽交流的泰卦的符號特徵。泰卦是陰在上，陽在下。陰是偶數，陰爻用「--」表示，陽是奇數，陽爻用「—」表示。人的頭部，雙目、雙耳、雙鼻孔在上，單口、單咽、單喉在下；胸腹，雙乳在上，單臍在下，都形似泰卦。如果有一天發現了外星人，只要他的星球是陰陽交流的，他們的樣子也怪不到哪兒去！

人是自然的產物，人身就是一個小宇宙、小天地，同樣有陰陽之分，同樣以陰陽交流和合為順，以陰陽離絕為逆。

腎屬水，藏精於腦。腦髓、腦漿為至陰之物，存儲於頭顱之中，高高在上。心屬火，居於腦下腎上，如同陽光普照，使下焦丹田之氣蒸騰於上，透過任督二脈上沖於腦，煉精化氣，陰精下流，由腦而脊，由脊而骨，由骨而筋，由筋而脈，由脈而肉，由肉而皮，由皮而毛髮，滲灌全身，如雨露之溉，此為康泰。

如果上下隔絕不通，就會出現陰精不化，陽氣不升，或陽氣上亢，陰寒下凝的否的狀態，中醫用「痞」字來形容這種病理狀態。也叫做心腎不交。

導致上下隔絕不通的原因有很多，有無形的寒氣。《傷寒論・辨太陽病脈證并治》載：「脈浮而緊，而復下之，緊反入裡，則作痞，按之自濡，但氣痞耳。」這是病人自覺痞滿，但是摸上去軟軟的，沒有什麼實質上的東西阻隔，實為寒氣凝滯。這種寒是由於盲目用瀉下藥物，耗傷了中焦下焦的陽氣導致的。結果就出現了上熱下寒的痞。

有火熱結作痞，《傷寒論》第一五四條云：「心下痞，按之濡，其脈關上浮者，大黃黃連瀉心湯主之。」本症後世醫家稱之為熱痞，在劉渡舟教授的《火證論》中叫做「火痞」。這是由於飲食不節，嗜食菸酒或辛辣、鮮鹹等食物，或欲火焚身、心火過亢，導致面目通紅、鼻子噴血、目赤脫髮的上熱下寒痞症。

還有水痞，《傷寒論》說：「心下痞，與瀉心湯。痞不解，其人渴而口燥煩，小便不利者，五苓散主之。」這是由於飲水過多，或小便過少，導致中焦下焦積液存水過多，以至於出現了上熱下寒的痞症。

最多見的是痰痞。有的堵在咽喉，吞不下，吐不出，叫做梅核氣。有的堵在胸口，出現憋悶、短氣的症狀。有的堵在心下，憂鬱躁狂交替出現，吃不下飯或者吃完就堵。這種情況非用半夏不可。比較嚴重的是痰血粘裹，或者純粹是瘀血的血痞，被稱為痞塊，已變成癥瘕積聚了，這就是我們常說的心結，心有千千結，愁腸百結，下一步就是患，離腫瘤不遠了。

《傷寒論》中論述最多的是心下痞，心下相當於巨闕、上脘穴的部位，這是心氣募集之處，所以用了一系列瀉心湯治療。痞症的表現除了自覺滿悶以外，主要就是上熱下寒，心火不得降，鬱熱於上，落髮、目赤、頭部皰疹、口瘡、鼻血、痤瘡、癰疽層出不窮；凝寒於下，腹痛、腹瀉、陽痿、陰縮、尿頻、遺精、帶下。所以，開痞散結的瀉心湯，大多是寒熱藥物同時使用的。

除了在心下容易出現痞以外，任脈循行的其他部位也會出現痞的症狀。比如在關元、水分、天突、膻中等部位，除了類似的上熱下寒症狀以外，還會有相關的比如閉經、尿濁、胸痹、梅核氣、咽喉反覆感染等症狀。

其他經脈如果上下隔絕不通，也會出現痞，比如肝膽經。《傷寒論》介紹發病機理說：「血弱氣盡，腠理開，邪氣因入，與正氣相搏，結於脅下。」治療的方法如下：「傷寒五六日，中風，往來寒熱，胸脅苦滿，嘿嘿不欲飲食，心煩喜嘔，或胸中煩而不嘔，或渴，或腹中痛，或脅下痞硬，或心下悸、小便不利，或不渴、身有微熱，或欬者，小柴胡湯主之……若脅下痞硬，去大棗，加牡蠣四兩。」

臨床上病人不懂痞是什麼，主訴的症狀一般不是疼痛，而是憋脹、堵悶。北京方言叫「硌硬」，意思就是有個東西硬硬的，硌在那裡，不痛不癢。還有句話叫做「添堵」，說的也是痞，是由心情不舒暢導致的痞。臨床診斷觸診、脈診是很重要的，定位不準的話，用藥歸經，扎針取穴都會失去準星。

眩暈。

眼前發黑、頭腦旋轉、低血壓、低血糖、飛蚊症或玻璃體混濁、眼睛看不清東西、落髮、腹瀉、小產、腦萎縮、頭暈耳鳴、小腿發痠、糖尿病

「眩」，从目玄聲，玄兼義，此為形聲兼義。「玄」是虛無、黑色的意思，「眩」的本義就是眼前發黑，視物不清。《說文》言：「眩，目無常主也。」《倉頡篇》曰：「眩，視不明也。」這種眼前發黑的虛脫症狀常常發生於低血壓、低血糖病人，大多因為氣血不足，不能上濟於目。

目眩還有另外一種程度較輕的表現，就是眼前總有黑色的小陰影飛舞，隨著眼睛的移動、眨動而變化。西醫稱之為飛蚊症或玻璃體混濁，除了補充碘外沒有什麼好的治療方法。而中醫把這種類似陰雲蔽日的症狀稱之為眼花或者目眩，一般用溫補肝氣、化痰除濕的方法來治療。

眩這種暫時失明的症狀，就是因為精氣不足，心神失養，以至於視而不見。任脈起於關元，輸布精氣，上注於目，精不化氣或氣不上承，都會導致目眩。另外，肝稟後天之氣，開竅於目，《素問．至真要大論篇》云：「諸風掉眩，皆屬於肝。」「掉」是搖擺旋轉的意

思，多由於肝風內動；「眩」是視物不清的意思，多由於肝血不足。

《金匱要略・血痹虛勞病脈證并治》第八條：「夫失精家，少腹弦急，陰頭寒，目眩，髮落。脈極虛芤遲，為清穀、亡血、失精。脈得諸芤動微緊，男子失精，女子夢交，桂枝龍骨牡蠣湯主之。」精闢地描述了遺精、帶下、手淫、性交過度的男女出現的症狀：陽氣衰微，陰寒內盛，導致陰莖、陰蒂頂端發涼，小腹緊張拘急疼痛；由於精氣精血不足導致眼睛看不清東西，大把落髮；脈象極其虛空遲緩，多半是由於過度腹瀉、失血、小產的緣故；如果脈象空虛，有不規律的間歇停跳且拘緊的話，多半是由於在夢中交媾，流失精血所致，對應治療的方劑桂枝龍骨牡蠣湯經過數千年的臨床實踐，被證明是切實有效的。

網上有位患者的自述很有意思：「我的手淫史也很長，大約有十幾年了。二十五歲之前真的感覺沒什麼，一星期兩三次吧，可是一過二十八歲，身體就感到明顯的變化，渾身沒勁，特愛睡覺，有時心驚，最明顯的是注意力，好像很少能聚精會神。還有，令人頭痛的是我的眼睛玻璃體混濁愈來愈厲害。」這就是典型的失精導致目眩的例子。

對於這樣心火獨亢、腎精枯竭的病人，在溫補的同時，還需要用些苦寒藥如黃柏、蓮子芯之類清心火，固腎水，再用血肉有情之品如龜鹿膠、紫河車等填補精血，最終完全解除目眩的症狀。

由於漢語同音字很多，比如「旋」的發音與「眩」相近，很多人在說「眩」的時候，心裡的意思就是「旋轉」的「旋」。還有一個字是「炫」，是耀眼、燦爛的意思，與「眩」的意思正好相反，但是目前很多人在混用或亂用這兩個字。比如，有一種防止炫目強光的後視鏡，很多廠商、經銷商都自稱是防眩目後視鏡，一個是眼前發黑，一個是眼前發亮，如此混用，貽笑大方。

由於複合詞經常一起使用，近義詞漸漸就變成了同義詞，混淆了視聽。比如「眩」與「暈」經常同時出現，導致人們忘記「眩」的本義，並逐步曲解，把眩當成了暈。當然眩與暈有一定的關聯，《靈樞．大惑論》曰：「故邪中於項，因逢其身之虛……入於腦則腦轉，腦轉則引目繫急，目繫急則目眩以轉矣。」說的是邪氣先入腦，導致頭暈，頭暈帶動眼球後面的神經血管緊張痙攣，病人先會出現視物不清，接著就不能睜眼，一睜眼就旋轉起來。

《靈樞．海論》認為：「髓海不足，則腦轉耳鳴，脛痠眩冒，目無所見。」意思是說，腦髓空虛不足——類似今天所說的腦萎縮，經常會覺得頭暈耳鳴，小腿發痠，眼前發黑，就像被蒙蔽住了一樣，什麼也看不見。這裡很明顯是把「眩」和「轉」分開的，「冒」的意思是遮蓋、蒙蔽，描述眼前發黑的程度。《金匱要略．痰飲咳嗽病脈證并治》第二十五條云：「心下有支飲，其人苦冒眩，澤瀉湯主之。」「冒眩」說的也是眼前發黑，如同被遮蓋的感覺，類似於目前很多糖尿病人眼睛病變的症狀。

《傷寒論》第八十二條曰：「太陽病發汗，汗出不解，其人仍發熱，心下悸，頭眩，身瞤動，振振欲擗地者，真武湯主之。」說的是在太陽病階段，本身有發熱惡寒的症狀，用發汗解表的藥發汗以後，症狀還是沒有緩解，病人仍發燒，自覺心下悸動，頭暈目眩，肌肉抽動，走路頭重腳輕，踉踉蹌蹌，總是要跌倒，這樣的情況應該用真武湯治療。

《傷寒論》第六十七條曰：「傷寒，若吐若下後，心下逆滿，氣上沖胸，起則頭眩，脈沉緊，發汗則動經，身為振振搖者，茯苓桂枝白朮甘草湯主之。」說的是吐下以後傷了正氣精血，導致心口堵悶，病人感覺有逆氣上沖，站起來的時候腦子發空，眼前發黑，脈象是沉緊的；這樣的情況如果再發汗，就會導致病人不由自主地震顫搖擺，應該用溫化水飲的苓桂朮甘湯治療。頭眩，應該是包括了眼前發黑、頭腦旋轉兩種症狀。

《外臺祕要方》說：「假令瘦人臍下有悸者，吐涎沫而癲眩，此水也，五苓散主之。」翻譯過來就是，病人很瘦，自覺肚臍下面主動脈跳動，嘴裡不斷吐出黏液，神情沮喪，悶悶不樂，兩眼發黑，視物不清。這是水毒在作怪，應該用五苓散溫陽利水。後世很多醫家把這裡的「癲」當成了癇，加上病人有吐涎沫的症狀，就把它解釋成了癲癇發作；把「眩」解釋為頭暈，也是不恰當的，還是眼前發黑比較符合實際。同樣，《傷寒論》第二百六十三條說：「少陽之為病，口苦，咽乾，目眩也。」其中的「目眩」也是視物不清的意思，與頭暈無關。

「暈」的本義是太陽、月亮周圍的光環，後來泛指環繞運動、波動。作為自我感覺的症狀而言，就是起伏不定、旋轉，古人形容為如坐舟車之上，西醫認為與小腦運動失調以及內耳迷路水腫有關。中醫認為暈是心神不定的一種表現，以實症居多，需去除擾心之邪，多是痰涎、水飲。

驅除痰涎、水飲的方法，最簡單的就是嘔吐，其實人在暈的時候，不由自主地就會嘔吐，這是天生的本能。胃中痰涎吐乾淨了，暈的感覺也就消失了。另外就是提前消化，上車船之前服用濃薑湯，或者在肚臍上敷貼生薑，按壓內關穴，都是預防和治療暈車的好方法。

在臨床上，我們一定要仔細詢問、辨別患者的主述，確認其病症。因為很多人會把眩與暈混同，有的人會把暈與昏混同。暈是旋轉，昏是意識不清，而眩是視物不清。

更為重要的是落實到臨床辨證治療上，三者病機不同，病位有差異，而相應的治療也完全不同，所以值得我們去較真、辨析。

【第四輯】

從膾炙談起

膾，細切肉也。膾，生吃的肉，屬於典型的好吃難消化，所以切得愈細愈好。炙是會意字，从肉从火，小篆字形象，肉在火上烤。

膾炙。

腹痛、腹瀉、嘔吐、發癢、寒痰、水飲不化、咳嗽哮喘

有個成語叫「膾炙人口」，大家都知道是形容好吃的東西招人喜歡，也用來形容文章、詞句優美，朗朗上口，被人傳頌等。但是，具體說到「膾炙」的意思，很多人就不清楚了，查查成語詞典，專家們解釋說，膾是切細的肉，炙是烤肉。

《說文》言：「膾，細切肉也。」我估計許慎先生是受了孔夫子的影響，因為孔子也曾說過：「食不厭精，膾不厭細。」不是說膾就是切細的肉？所以孔子的意思是膾切得愈細愈好吃？照這個邏輯的話，那食不厭精，意思就是所有的糧食都是精米了？再者，切細的烤肉叫不叫膾呢？天下文章一大抄，不動腦子重複聖賢真意也倒罷了，抄這些望文生義、歪批三國的論述真是貽害無窮。

膾，就是生肉，包括生魚片，有時也寫做「鱠」。《漢書·東方朔傳》曰：「生肉為膾。」有的肉比較鮮嫩，蒸煮烹飪以後就喪失了原味，比較適合生吃，特別是鮮魚。生吃的肉，屬於典型的好吃難消化，所以切得愈細愈好。

中國早在周朝就已有吃生魚片（魚膾）的記載，最早可追溯至周宣王五年（西元前八二三年）。出土青銅器兮甲盤的銘文記載，當年周師於彭衙（今陝西白水縣之內）迎擊玁狁，凱旋，大將尹吉甫私宴張仲及其他友人，主菜是燒甲魚加生鯉魚片。《詩經．小雅．六月》記載了這件事：「飲御諸友，炰鱉膾鯉」。「膾鯉」就是生鯉魚片。《舊唐書．李綱傳》中的「飛刀鯉」，描繪的就是廚子好身手，切製生鯉魚片的樣子。膾所用之魚，早時用鯉，「切蔥若薤，實諸醯以柔之」。醯是醋。《論語》中又有對膾等食品「不得其醬不食」的記述。

宋朝范仲淹寫過《江上漁者》：「江上往來人，但愛鱸魚美。君看一葉舟，出沒風波裡。」人們愛鱸魚的原因，就是因為用鱸魚做的生魚片好吃。《太平廣記》引《大業拾遺記》：「作鱸魚鱠，須八九月霜下之時。收鱸魚三尺以下者，作乾鱠。浸漬訖，布裹瀝水令盡，散置盤內，取香柔花葉，相間細切，和鱠撥令調勻。霜後鱸魚，肉白如雪，不腥。所謂『金齏玉鱠』，東南之佳味也。紫花碧葉，間以素鱠，亦鮮潔可觀。」據考，金齏玉膾一名，乃隋煬帝所賜。

鱸魚膾有個非常有名的典故。晉朝張翰，字季鷹，蘇州人，「有清才，善屬文，而縱任不拘，時人號為江東步兵」。他在洛陽做官，「見秋風起，乃思吳中菰菜、蓴羹、鱸魚膾，曰：『人生貴得適志，何能羈宦數千里以要名爵乎？』遂命駕而歸」。為了一口美食，乾脆不要功名利祿，跑回老家去了。後世辛棄疾賦詞曰：「休說鱸魚堪膾，盡西風、季鷹歸末？」流露出羨慕前輩、想辭官不做的心態。蘇東坡寫《烏夜啼》贊曰：「更有鱸魚堪切膾，兒輩莫教知。」說的是廚子技藝高超，密不外傳。

好個「兒輩莫教知」，鬧得中華古老的飲食文化漸漸失傳，而吃生魚片竟然成了日本人的發明。

其實，目前吃生魚片的方法，是日本留學生從唐朝學去的。為什麼這麼說呢？因為中國飲食傳統，為了幫助平衡、消化寒涼、生冷的生魚片，就是用辛溫芳香的中藥佐餐的。按照《禮記》的規矩，「膾，春用蔥，秋用芥」。西晉巨富石崇食膾，用一種調料叫「韭萍齏」。另一巨富王愷買通了石崇的下人，才打聽到那是用韭菜根雜以鮮麥苗，搗爛而成。北魏賈思勰所著《齊民要術》，詳細地介紹了齏的做法，「八和齏」是用蒜、薑、橘、白梅、熟栗黃、粳米飯、鹽、醬八種材料製成的。

現在，大家吃生魚片的時候都知道要蘸著芥末吃，就是唐朝的吃法。芥末辛辣芳香，走竄開竅，在外能讓人涕淚交流，在內能溫暖腸胃，發動氣機，以便消化生冷。李時珍《本草綱目》記載：「（芥）結莢一二寸，子大如蘇子，而色紫味辛，研末泡過為芥醬，以侑肉食，辛香可愛。」

除了芥末，在生魚片盤的四角通常會放一小撮紅色薑片，這是用糖醋醃製過的生薑，類似我們吃的糖蒜。甜薑功效類似於芥末，但是比較溫和，可以溫胃散寒，止痛止嘔。

另外，在每個生魚片的下面，都有一片綠色的葉子，那是中藥紫蘇葉，應該用它捲著生魚片一起吃。千萬不要把它當成可有可無的裝飾點綴。我見過有的低檔日本料理店或迴轉壽司店已經把紫蘇葉換成了菠菜葉或者塑膠片。紫蘇是辛溫芳香的，善於解魚蟹的毒，很多人吃海鮮出現腹痛、腹瀉、嘔吐、發癢等症狀，服用紫蘇就能緩解。著名的中成藥藿香正氣水的主要成分之一就是紫蘇。就紫蘇葉吃生魚片，可以說是防患於未然。

最後，在生魚片的盤底，都鋪著白色的蘿蔔絲，日本人管白蘿蔔叫大根，清脆辛辣，能消食化積。吃完生魚片嚼嚼蘿蔔絲，算是收尾。一頓生魚片有這四味中藥相佐，才算是中正平和。現在中藥方劑中有個治療寒痰、水飲不化、咳嗽哮喘的方子，叫做三子養親湯，用的是白芥子、紫蘇子、萊菔子，即芥菜、紫蘇、白蘿蔔的種子。由此觀之，真的是藥食同源，一脈相承。

日本人擅長學習，尊重傳統，原樣保留了中國古代的飲食文明。我得去日本才能找到我們失去的傳統。

即便如此，如果貪圖口腹之欲，吃多了，或者吃了不潔淨的生魚片，就會鬧出寄生蟲病。《三國志》記載：「廣陵太守陳登得病，胸中煩懣，面赤不食。（華）佗脈之曰：『府君胃中有蟲數升，欲成內疽，食腥物所為也。』即作湯二升，先服一升，斯須盡服之。食頃，吐出三升許蟲，赤頭皆動，半身是生魚膾也，所苦便愈。」日前，北京鬧出福壽螺案，吃的人的腦子裡面長寄生蟲，真是駭人聽聞。江河近海的水質惡化，導致水產品不是重金屬超標，就是寄生蟲感染，如此情勢，還是不吃膾為好，哪怕它切得再細。

肉質細嫩的魚可以生吃，畜肉三牲豬牛羊肉就必須煮熟了吃。鴻門宴上樊噲把生豬肘子在盾牌上切了生吃，顯得極其生猛，贏得項羽的喜歡。一般人的脾胃恐怕難以消化這個。把肉用火烤熟了吃，由來已久，簡便易行。炙就是其中的一個方法。

「炙」是會意字，从肉从火，小篆字形象，肉在火上烤。成語「炙手可熱」就是形容火焰輻射和熱氣上炎的狀態。炙也就是把生肉烤熟了，趁熱吃。至於烤得幾分熟，那還是看個人喜好。趁熱吃的話，味道鮮美，油脂也不會凝固，也好消化。否則就「殘杯與冷炙，到處潛悲辛」了。

炙的功效還在於能把肉裡面的油脂榨出，減少油脂的攝入。其次，炙烤的時候加入的香料比如小茴香、辣椒有助於消化。另外，最主要的就是火烤會出現的焦脆，其功效類似鍋巴、飯焦，能幫助消化肉積。所以說吃烤鴨最好吃的就是鴨皮，焦黃酥脆，好消化才有營養。廣州人乾脆就吃片皮鴨，鴨肉骨架都不要，只吃鴨皮。

古人炙肉用木薪炊火，講究慢工細活，這樣烤肉油出、味入、皮焦、裡嫩。現代人心急浮躁，用的是電火、煤火、微波，不是半生不熟，就是烤得焦黑糊爛，味道苦澀難吃不說，還容易誘發疾病，哪裡談得上膾炙人口呢？

膏粱。

痘痘、口舌潰瘍、疔瘡、咽喉膿腫、前列腺肥大、小便淋漓澀痛、糖尿病併發症癰疽、高血脂、高血糖、脂肪肝、心經毒火

俗話說：「貧賤之交不能忘，糟糠之妻不下堂。」正如用糟糠泛指貧賤生活一樣，膏粱則是富貴的代名詞。比如《紅樓夢》第四回：「所以這李紈雖青春喪偶，且居處於膏粱錦繡之中，竟如槁木死灰一般。」膏粱指吃食精美肥醇，錦繡形容穿著華麗考究，泛指奢侈富貴的意思。

「膏」是指白色的固體和半固體的動物油脂、肥肉。牛奶也屬於膏的一種，純牛奶放置沉澱一會兒，上面就會浮現一層黃油，牛奶煮開了，上面也會有一層黃油皮。改革開放之前，買什麼東西都得憑票供應，普通人家幾乎見不到葷腥和油水。所以，買肉的時候，大家都要求賣肉的師傅割點兒肥的，回去煉點油出來，好讓清湯寡水的飯菜裡面見點油花。那時候點心渣都是好東西。

一九八〇年代中期，我上大學的時候，食堂飯菜品質低劣，自己也捨不得買肉菜吃，放假回家的時候，饞得我恨不得喝油。大學同學裡面有幾位是從西北內蒙來的，從小沒斷過肉

吃。他們的身體素質明顯就比一般同學好。我們謹遵《素問》教誨：「虛邪賊風，避之有時。」仍免不了頭疼腦熱，可是一位青海來的哥兒們，躺在北戴河的沙灘上被海水泡著睡了半夜，硬是沒事，更不用說熬夜的體力和性能力了。我時常對他說，按照中醫理論你早就死了，你居然還活蹦亂跳，這就是童年營養造成的差異。

飯菜裡面沒有油水的日子實在是很難過，同時也導致了消化油脂的功能下降，用進廢退嘛，以至於現在人們飲食改善，油脂攝入相對充足以後，消化功能反而難以適應，造成了脂肪堆積。

「粱」指精製米、精製穀物。小時候我在我母親的故鄉山西陽高縣下深井公社上深井大隊生活過，那是七〇年代，村裡一般的人家吃的是紅色高粱米粉做的糕，比較窮苦的人家則是大半年以糠為糧了；人們喝的小米粥也是摻著糠，同時煮著馬鈴薯。富裕人家吃的是用帶殼黃米磨成粉蒸的糕，當地人叫黍黍糕。逢年過節的時候，人們才能吃上一頓純粹用黃米粉做的糕。成語「一枕夢黃粱」，說的就是這種精製的黃米粉糕。

精製穀物品種本身的粗纖維含量低，澱粉、蛋白質含量較高。經過精製後，脫去了皮殼、糠麩，磨細過篩，進一步去粗取精，剩下的就更加甘甜、黏膩，口感、色澤都好，不至於像粗糲難以下嚥。孔子說過「食不厭精」，說的就是精製米、精製穀物，所以有人譏諷他「四體不勤，五穀不分」，諷刺他沒見過粗糙的、沒脫殼的糧食。

現在人們生活水準提高了，以前過年才能吃到的飯現在天天可以吃了。人們開始挑肥揀瘦，不買肥肉了。吃飯動輒就是七大盤八大碗，雞鴨魚肉，為了刺激人們的食欲味覺，大量地使用辛香、麻辣、鮮鹹的調料，比如味精、辣椒、花椒甚至罌粟殼，達到了膏粱厚味的水準。水煮魚、香辣蟹、麻辣小龍蝦算是集大成的幾道菜。

人們吃精製米、白麵粉還不夠，黃米糕再包上餡，用油炸了吃油糕。吃饅頭、麵包唯恐不白、沒有嚼勁，搞得店家們除了為小麥一層層剝皮外，竟添加漂白增白劑，蒸出的饅頭還要用硫磺熏白。真是食不厭精到了極致。

正所謂物極必反，泰極否來。結果呢？富貴病來了。膏粱之變，足生大疔。膏粱厚味吃多了，臉上長痘痘，口舌生潰瘍，身上長疔瘡，咽喉動輒膿腫，前列腺肥大增生，小便淋漓澀痛，包括糖尿病常見的併發症癰疽，以及高血脂、高血糖、脂肪肝等，其實都是精緻飲食惹的禍。再加上熱性作料的刺激，從而導致心經毒火。《素問．至真要大論篇》早就指出：「諸痛癢瘍，皆屬於心。」

出現這個社會問題的原因，首先在於盲目和西方人比較，不顧人種、飲食習慣的差異，過於劇烈地改變飲食結構，只顧攝入營養，不顧消化能力。其次就是在廣告的洗腦誤導下，崇洋媚外的中國人放棄喝開水、熱茶，開始喝冷飲、冰鎮啤酒，更加削弱了消化功能。另外，就是忽視了飲食的均衡、搭配。蒙古人祖祖輩輩吃肉喝酒，也沒有什麼蔬菜水果，但是離不開磚茶清熱解毒，消食化積。我們改變了傳統的飲食結構，但是喝的還是傳統的綠茶、花茶、烏龍，除了提神利尿，根本解決不了飲食積滯的問題。歸結為一點，就是為了滿足口腹之欲，最終傷身損命。

天地造化，奧妙無窮。任何生物，其實都是對立統一，相反相成的整體。也就是說，單取其一部分，它有偏性，採取它的全部，就會有相反的偏性存在，整體就會平衡。荔枝性熱，吃多了會讓人發熱，甚至口鼻出血，這時候最有效的辦法就是用荔枝殼煮水喝，熱毒即平。再比如梨性寒，體質虛寒的人吃了會腹痛泄瀉，其實在吃梨的時候只要連中間的梨核嚼著吃了，就不會有問題。比如山茱萸的果肉是酸斂的，山茱萸的核就是辛散的，所以老中醫開方子想用山茱萸斂氣生津，處方就寫山萸肉，把核去掉。又比如核桃仁是補腎補腦的，可是核桃裡面的分心木是化痰息風鎮驚的，包裹核桃的薄皮是苦澀的，與核桃補益的功能相反，老年人吃就應該剝去。

糠是五穀的皮殼，作用正好跟胚乳、胚芽的性質相反相成，如果我們能一起食用，就不會出現積痰生火的病症。古代道家養生，吃的是全麥飯，就不會剝去影響美觀的黃皮。另外糙米是活的，有生命力的。糙米浸在水中，給予適當的溫度、空氣，數日後就會發芽。而將精製米浸入水中，只會腐爛。

所以說膏粱之家，應該吃糠咽菜，把剩下的肥肉精米送給那些整天吃糠咽菜的窮苦人家。這樣，所有人的身體也就好了，天下也就和諧平衡。都市裡逐漸覺醒的人們開始擯棄大魚大肉，有的開始吃素，有的開始吃五穀雜糧，有的開始吃野菜，其實這就是自然的回歸。

糟糠。

飲食積滯、去油解膩、夜盲症、腳氣病、食道癌、消食化積、清熱利濕

話說當年劉秀起兵討王莽，兵敗，被一路追殺，日夜奔逃。麾下大將宋弘不幸負傷，成了累贅。當逃到饒陽境內時，劉秀只好將宋弘託付給鄭莊一戶姓鄭的人家。姓鄭的這戶人家很同情劉秀，待宋弘親如家人，端茶送水，好吃好喝，很是周到。特別是鄭家女兒，長得雖不很漂亮，但為人正派，聰明大方，待宋弘像親兄弟，煎湯熬藥，噓寒問暖，關懷備至。宋弘非常感動，日子一長，兩人建立了深厚的感情。宋弘傷好後，兩人便結為夫妻。

到了劉秀坐了天下以後，碰上劉秀的姊姊湖陽公主喪夫不久，劉秀就和姊姊一塊兒聊天，議論群臣，細察其意。公主曰：「宋弘威容德器，群臣莫及。」劉秀就想為之撮合。於是召見宋弘，讓公主坐於屏風後面偷聽。劉秀試探著問宋弘曰：「俗話說，人尊貴後應換友，富有後應換妻，是人之常情吧？」宋弘答曰：「臣聞貧賤之知不可忘，糟糠之妻不下堂。」劉秀只好回頭對著屏風說：「事辦不成了。」

糟糠、荊釵、布裙都是同甘共苦的妻子的代名詞。粵劇《陳世美不認妻》中，秦香蓮勸

陳世美時有一句唱詞：「糟糠之妻不下堂，勸郎休把皇法講，聽我香蓮重話回家常。」

「糟」是陳年的糧食。糧食存放久了，裡面的澱粉、蛋白質逐漸氧化脫水，營養價值就低了，口感也差了。我工作過的東直門醫院位於東直門內海運倉，附近還有祿米倉、南新倉等胡同，都是明清時期貯藏南方漕糧的地方。後來拆遷的時候還挖出不少炭化的糧食。歷朝歷代，家家戶戶都要積穀防饑。為了糧食儲存的時間能長久一些，古代貯藏稻米大多帶殼。但是無論怎樣，富裕人家有能力年年吃新米，貧苦人家只好吃糠咽菜，能吃上糧食就算幸運，哪顧得上陳不陳、糟不糟呢？

陳年穀米，中醫稱為陳倉米。《本草述》：「五穀為養，而更取其陳者，謂其氣味俱盡，還歸於淡。淡乃五味之主，可以養胃氣，且淡能滲濕，即化滯熱，是又可以裕脾陰……又吐利後大渴不止，獨以陳倉米湯療之。」意思是說，陳倉米的熱性、能量不足，反倒適合那些脾胃極度虛弱的人服食，特別是大吐、大下、大汗以後，脫水傷陰的人，用陳倉米煎湯慢慢治療，效果最好。

糧食被鼠咬蟲蛀，特別是被微生物侵入以後出現黴變腐爛，就變糟了。我們常說的糟糕、糟心、糟蹋、糟踐、糟朽等等，都源於此。古人善於變害為利，根據微生物的習性，讓糧食發酵，釀造出我們需要的酒、醋、醬，這些經過發酵的糧食也被稱為糟。南方的美食醪糟（酒釀）就是把糯米煮熟，放入酒麴，保溫發酵以後做成的，吃起來醇香甘甜，再煮上幾個湯圓在裡面，更是黏滑爽利。酒糟經過反覆發酵、過濾、榨取以後，就變成了渣滓，就是我們常說的粕。人們常說的取其精華，棄其糟粕，就源於此。

我小時候在母親的老家山西陽高生活過，親眼看到當地人把馬鈴薯磨碎、打成泥、濾出澱粉，再經過乾燥，就成雪白薯粉。剩下的渣滓也就是糟粕，現在都用來餵豬了，但當時是七〇年代，窮苦人家還蒸食這個。我也嘗過，那是磨碎的馬鈴薯皮、粗纖維、少許澱粉的混合物，苦澀粗糲，實在是難以下嚥。

常用的中藥神麴是麵粉加上藥物發酵以後烘乾製成的，經常和山楂、麥芽一起配伍使用，治療飲食積滯。人們常吃的豆腐乳、臭豆腐也有類似作用。廚子們都知道想去油解膩，就用腐乳來燉。化腐朽為神奇，變糟粕為藥餌，中醫的智慧令人歎為觀止。

「糠」是糧食剝下的外殼或者表皮。富裕人家食不厭精，吃的是精米白麵粉，就像吃大白菜，非要剝到白菜心一樣，把五穀剝了又剝，唯恐不白不精。貧苦人家糧食不夠吃，就連殼帶穀一同磨粉吃。有的是把剝下的穀殼，也就是糠，磨碎了留著，等青黃不接的時候再摻到米麵裡頭。

其實無論膏粱還是糟糠，都是飲食偏頗，時間長了，就會以食物的偏性影響人體的平衡，導致疾病。比如說，吃不上葷腥肉食的窮人容易得一種怪病，病人在白天視力挺正常，到了晚上，就像麻雀一樣什麼也看不到了，人們把這種病叫做「夜盲症」。中醫根據肝開竅於目的理論，採取以肝補肝的方法，用動物的肝臟來治夜盲症，效果很好。現代醫學已經證明，夜盲症是因為身體缺乏維生素A引起的，動物肝臟裡含有很多這種維生素，所以能治這種病。

唐代偉大的醫學家孫思邈發現，富裕人常常得腳氣病，病人身體浮腫，肌肉萎縮疼痛，腿腳痿軟無力，他認為原因就在於飲食，他就用米糠和麥麩來治腳氣病。我在〈膏粱〉一文中說了，食物本身是相反相成的整體，皮殼的功效與瓤肉的功能相反，一起食用，自然平和；分而食之，偏性自現。

現代醫學研究證明，腳氣病原因在於人體缺乏維生素B_1。穀類食物是我國大多數地區居民膳食維生素B_1的主要來源，而引起維生素B_1缺乏的主要原因，就是長期食用研磨過分精細的精米精麵。精米精麵在加工時去掉了大量的米皮米胚，而維生素B_1恰恰在這些部分含量最多，因此攝入自然不足。此外，維生素B_1極容易被高溫破壞，油炸、烹煎都會加重維生素B_1的流失。

除此之外，孫思邈還用糠治療噎膈——類似今天的食道癌。清代著名醫家程國彭繼承了這個經驗，在著名方劑啟膈散中使用杵頭糠。《本經逢原》記錄：「舂杵頭糠，能治噎膈，取其運動之性，以消磨胃之陳積也。然惟暴噎為宜。」其他醫家也廣泛使用糠治療疾病，名稱雖有不同，比如舂杵頭細糠（《別錄》）、穀白皮（《千金翼方》）、細糠（《聖惠方》）、杵頭糠（《聖濟總錄》）、米秕（汪穎《食物本草》）、米糠（《驗方新編》），但是用途不外消食化積、清熱利濕。

如此看來，天生萬物，本無精華糟粕之分，如何取捨，就看人的智慧了。

毒藥。

心臟衰竭、關節疼痛、被蛇咬傷、被狗咬傷、急性白血病、腎功能衰竭

天生萬物，各具其性。人得天地之全氣，為萬物之靈。用人的標準衡量的話，那草木魚蟲生靈得天地之偏氣，為人所用，以糾正人體的偏差。

「毒」的本義是偏，特指藥物的本性、特性、偏性，與「藥」是同義詞。《禮記・緇衣》云：「唯君子能好其正，小人毒其正。」「毒」指偏離正道。《周禮・天官・醫師》說：「醫師掌醫之政令，聚毒藥以共醫事。」就是說醫生必須掌握有偏性的藥物。《淮南子・主術篇》曰：「天下之物，莫凶於雞毒，然而良醫橐而藏之，有所用也。」雞頭就是烏頭、附子，是中藥中有毒的藥物，常人服用會出現抽搐、昏迷症狀，但是可以用來搶救心臟衰竭的病人，治療陰寒內盛、關節疼痛的病人。

《淮南子・務訓》載：「神農乃始教民……嘗百草之滋味，水泉之甘苦，令民知所辟就，當此之時，一日而遇七十毒。」這裡的「毒」就是指植物的偏性。無毒者性味平和，可作為食物，長期食用；有小毒者，可以作為藥物，短期使用，不能久服；大毒者用於急重、

危難病情的搶救，用大毒糾大偏，臨時使用，中病即止。《神農本草經》把中藥分為三類：上品無毒，用於養生保健；中品小毒，用於調理康復；下品中毒或大毒，用於攻邪排毒。

「是藥就有三分毒，行車走馬三分險。」這是一般人都知道的常識。如果藥物沒有毒性，也就無法糾正人體的偏性。之所以要學習中醫，就是要求人們在中醫理論指導下，正確使用中藥，化害為利。所以，古人說：「為人父母者，不知醫為不慈；為人兒女者，不知醫為不孝。」以前人們懂藥性，有這個常識。而且從古至今，藥店裡面都有坐堂大夫，問病給藥，現場指導買藥。

毒是藥物的本性，速度快是車馬的本性，並無利害、好壞之分，關鍵在於人的掌握和使用，使用得當則有利，使用不當則有害。

不知道車馬的危險，去開車、騎馬，遲早會死於無知；明知車馬兇險，但是不去學習開車、騎馬技術就敢開車、騎馬的人，遲早會死於無畏；會開車、騎馬的人，如果不守交通規則、漫不經心，遲早會死於無德；出了問題，如果不反思自己，反而去怪怨車馬和發明、製造車馬的人，那就是無恥了。

很多人認為有毒就是有害，其實不然，有毒的東西，未必有害，甚至有利於人；無毒的東西，未必就無害。關鍵在於人的使用。糖是無毒的，但是吃多了會導致蛀牙；酒是無毒的，喝多了會得肝硬化；辣椒是無毒的，吃多了會損傷黏膜，導致潰瘍、出血。河豚有毒，但是，人們掌握了製作、烹飪的技巧、方法，就能把河豚做成天下第一的美味；蛇毒可以置人於死地，也可以做成藥物，治病救人。中國人的智慧就在於，精確認識、把握藥物的毒性，避其害，用其利。

中醫提倡行王道，不用霸道，就是盡量用平和、柔緩、無毒的藥物去治療疾病。《素問・五常政大論篇》云：「大毒治病，十去其六，常毒治病，十去其七，小毒治病，十去其八，無毒治病，十去其九。穀肉果菜，食養盡之，無使過之，傷其正也。」

對於身體已經陰陽失衡、出現偏差的患者，就可以放膽運用藥物的偏性也就是毒性去糾正身體的偏差，這就是所謂的以毒攻毒。被蛇咬傷中毒的病人，中醫用蜈蚣研末吞服來治療；被瘋狗咬傷的病人，中醫取狗腦塗抹傷口治療。《周禮・天官・瘍醫》載：「凡療瘍，以五毒攻之。」注曰：「今醫方有五毒之藥，作之，合黃堥，置石膽、丹砂、雄黃、礜石、慈石其中，燒之三日三夜……以注創，惡肉破骨則盡出。」

砒霜是公認的劇毒藥物，但是可以用來治療急性白血病，與化療相比，砒霜的效果在試驗中占優勢。現在如果利用這種新的療法，大多數病人可能無需進行骨髓移植。中醫在數千年前就使用砒霜治療類似白血病的疾病，現代人在發現砒霜的中藥活性成分後，於一九八〇年代第一次嘗試使用砒霜來治療白血病。砒霜能夠導致癌細胞的變化，從而誘導細胞凋亡。

另外，我們常說到藥物的副作用。藥物在使用不當的情況下，會為病人帶來傷害，但這不是藥物的問題，而是醫生或使用者的問題。但當藥物在正確使用的情況下，仍然不可避免地帶給人傷害，那就是藥物的副作用。副作用的產生是因為藥性過於猛烈，有副作用的藥一般都屬於虎狼藥，歸於大毒的範疇。

中醫在消除、制約藥物毒性、副作用方面積累了豐富的經驗，創造了神奇的中藥炮製理論。其實說來也簡單，平常人們吃蒜，會產生燒心、目澀、口臭的副作用，如果把蒜用醋醃製，不僅不影響蒜的溫胃散寒止瀉的正作用，同時也避免了其副作用。其他的例子不勝枚舉。比如用生薑制約半夏的毒性，用鹽鹵制約附子的毒性，用醋炒或鱉血拌柴胡，可以避免柴胡的升散、動血。《紅樓夢》第八十三回中，王太醫為林黛玉治療吐衄血（鼻血），處方中用了柴胡。「賈璉拿來看時，問道：『血勢上沖，柴胡使得麼？』王大夫笑道：『二爺但知柴胡是升提之品，為吐衄所忌，豈知用鱉血拌炒，非柴胡不足宣少陽甲膽之氣。以鱉血制之，使其不致升提，且能培養肝陰，制遏邪火。所以《內經》說：「通因通用，塞因塞用。」柴胡用鱉血拌炒，正是「假周勃以安劉」的法子。』賈璉點頭道：『原來是這麼著，這就是了。』」

中醫以恢復人體的自癒能力為目的，食療為首選，藥食同源的為次。盡量避免使用毒性大、副作用明顯的藥物。迫不得已使用時，也要求中病即止。中醫治療急性重病，一般使用單味藥物，充分發揮其偏性，迅速糾正人體的偏性。而治療慢性雜病時，中醫一般使用複方藥物調理。中藥方劑配伍講究君臣佐使，其實就是互相制約，消除毒性，避免副作用產生。比如在桂枝湯和四物湯中用白芍制約桂枝或當歸的辛散，外國人不知道其中奧妙，只顧提取有效成分，結果製造了純粹的當歸丸來治療婦科疾病，結果導致很多病人服用以後口鼻出血，月經淋漓不斷，大把落髮。還有的人不理解中醫中病即止的用藥觀念，用麻黃湯發汗，為病人減肥，結果導致病人虛脫，腎功能衰竭。凡此種種，都是人禍，不能歸咎於中藥本身。不懂中醫而使用中藥，是人禍，不是藥禍。

性味。

高燒、瘡口破潰、哮鳴咳喘、水腫、牙齦鼻腔出血、心跳過快、失眠、狂躁、小兒扁桃腺膿腫和性早熟、禽流感、腎功能、噁心、尿毒症、乳糖不耐症、糖尿病、肥胖症、食物過敏、腹痛、經痛、四肢厥冷、胸悶胸痛、眼睛乾澀、鬚髮早白、陽痿、便祕、腎結石、小便不順、中國餐館症候群

神農氏嘗百草，先分有毒無毒，再分寒熱溫涼，為藥物食物定性；繼之，鼻嗅腥臊香臭五氣，口辨酸苦甘辛鹹五味，為其定味。這是以人為本認識自然的方法，根據人體對藥物的感覺、反應，判定藥物的性質。就像一束光線穿過三稜鏡分成七色一樣，化深不可測、紛繁複雜為簡單明瞭，使中藥學沒有陷於博物學的龐雜、鑽牛角尖，或與客觀事物較勁的氛圍，也沒有陷入分析成分、提煉單一成分的怪現象；而是關心團隊協作，觀察整體反應，以複雜未知的人，對複雜未知的藥，得出簡單可見的結果，體現了中國人的智慧。

中醫重視藥的性質，輕視藥的作用，因為藥性是恆定不變的，而藥效則是因人、因時、因地改變的。察其性而知其用，了解掌握了藥物性質，就會預測在不同病理條件下的藥物作用，同時也避免為了追求明確藥效而去發現、製造劇毒藥物。所謂「用藥如用兵」，用藥和

用兵是同一個道理。

就像我們知道了麻黃的性熱、味辛的性質以後，碰到外感風寒高燒體痛的病人，可用它發汗解表止痛；遇到內聚陰毒、瘡口破潰的病人，可用它通陽活血；碰到風寒束肺、哮鳴咳喘的病人，可用它宣肺平喘；碰到水濕內停水腫的病人，可以用它來提壺接蓋，通利水道。而在諸如出血、自汗、氣血上沖、咽喉腫痛的狀態下，是絕對不用麻黃的。

遺憾的是，現代中醫盲目跟從西醫的理論，捨棄傳統理論的精華，忽視藥性，盲目追求確切藥效。中藥教材按功效分類，發汗、瀉下、利水、活血、止血、湧吐等，去性存用，這樣教學，要不就是否定中藥療效，要不就是無毒變成有毒、小毒變成大毒。這麼發展中醫中藥，就是毀滅中醫中藥。

「性」就是指藥物的寒熱性質，或使人熱，或使人冷。細分可分為寒、熱、溫、涼四種，又稱四氣，因為這是一種無形的能量變化。

熱性的藥物或食物有熱毒，對於陽氣衰微或陰寒內盛的人最合適不過，正常人服用就會感覺燥熱，加之火性炎上，吃多了會導致「上火」，出現目赤腫痛、咽喉腫痛、顛頂面部癤腫、口腔舌面潰瘍、牙齦鼻腔出血等症狀。嚴重的會導致熱擾心神，導致心跳過快、興奮、失眠、狂躁等症狀。

魏晉時期流行服用「五石散」，裡面都是熱性的礦物藥，主要成分是鐘乳石、紫石英、硫磺、赤石脂、白石英。服用的目的，首先就是通神明，使人興奮、產生幻覺，並在此條件下產生靈感，寫出美文，畫出奇圖，奏出怪曲；當然也會使人行為怪誕，登高而歌，棄衣而走，近乎發狂，類似現代人們吸食毒品後的反應。其次是催情激欲，暫時提高人的性能力。服用五石散的副作用也是顯而易見的，晉代著名的歷史學家皇甫謐自述服用五石散的感受：「又服寒食藥，違錯節度，辛苦荼毒，於今七年。隆冬裸袒食冰，當暑煩悶。」他描述服食後的症狀說，「或暴發不常，夭害年命，是以族弟長互，舌縮入喉；東海王良夫，癰瘡陷背；隴西辛長緒，脊肉潰爛；蜀郡趙公烈，中表六散，悉寒食散之所為也」。

熱性的食物有雞肉、羊肉、狗肉、辣椒、花椒、芥末、白酒等，藥物有烏頭、附子、細辛、麻黃、人參、當歸、大小茴香、吳茱萸、硫磺。目前，兒童反覆發作的扁桃腺膿腫和性早熟，就和孩子經常食用雞肉有關，外加冰鎮碳酸飲料的鬱閉，極其容易導致熱毒內攻。目前養雞採取封閉飼養，人工配製飼料，外加燈光照射、注射激素促進雞的生長，更是加重了雞的熱性、毒性。禽流感就是熱毒鬱積的結果。人吃了這樣的雞肉，不中熱毒才怪！還有目前流行的所謂藥膳，用當歸燉雞，吃得人們口鼻流血，他們完全不知這樣吃是熱上加熱，而中國人從來都是用陰寒的蘑菇來燉雞。

寒性的藥物，本身具有寒毒，用來平衡熱毒。正常人吃了，難免損傷正氣。很多抗生素多屬於這一類型，退熱抗感染效果明顯，但是對腎功能、腸道正常菌叢的傷害也顯而易見。

比如四環素對牙齒的破壞，鏈黴素對聽神經的損傷，中醫認為是寒毒傷害腎陽的結果。中藥中苦寒的藥物比如龍膽草、黃連、苦參、木通等，極易傷害胃氣，導致消化功能減弱，病人出現噁心、嘔吐，嚴重的會導致腎功能衰竭，出現尿毒症。石膏和大黃也是鹹寒的藥物，用來清解肺和大腸的熱毒，使用不當的話，就會導致泄瀉不止、呼吸衰竭的症狀。現代人崇尚排毒減肥，長期服用大黃、蘆薈類的陰寒瀉藥，其副作用會在不久的將來顯現出來。

寒性的食物中首先就是冰水、冰棒、冰淇淋、冰可樂、冰啤酒。中國人的體質不同於歐美人，盲目照搬人家的飲食習慣的話，非得病不可。寒性最重的其次就是牛奶，無論在何種溫度下飲用。奶是極富營養的，但是只適宜初生的嬰幼兒飲用。因為嬰幼兒是純陽之體，心率一般都在每分鐘九十次以上。只有他們能夠消化吸收奶，也就是能平衡奶的陰寒屬性。人成年以後，體質改變，就應該停止喝奶，去食用溫性的食物。但是在所謂的科學——其實是商業利益——的鼓噪下，人們只看到了牛奶有營養的一面，忘記了自己能否消化吸收的一面。很多人喝完牛奶會出現腹瀉或脹氣，西醫說是乳糖不耐症，中醫則認為是陽虛不能勝陰寒，只要在煎煮牛奶時加些熱性藥物，比如蓽茇（黑胡椒）、南薑、桂皮，就能解決問題。不能消化，拉出去還算幸運。有的人不能消化，一味儲存，喝完了也沒感覺，結果陰寒在體內積聚，導致糖尿病、肥胖症等一系列疾病的發作。

蛋也是陰寒屬性，對於陰液不足、失眠低熱的病人，古人用生雞子黃攪入藥液服用，滋陰養心。但是對於陽氣不足或者是陰寒內盛的人來說，蛋就無異於毒藥。有的人對蛋過敏，吃完了就腹痛腹瀉，有的會嘔吐；但是有的人吃煮蛋過敏，吃煎蛋就沒事。這就說明必須用火熱的烹製或加入熱性的作料來平衡蛋的陰寒，才有利於人體的吸收。比如中國人習慣用蔥花、香椿、韭菜煎蛋，外國人也習慣在煎蛋上撒黑胡椒粉，都是一樣的道理。

「味」，一是指氣味，是人透過嗅覺對食物、藥物的基本辨別；一是指滋味，是人透過口舌品嘗的感覺，神農嘗百草，用的就是這種方法。同判定藥性一樣，味也是以人為本的主觀指標，同樣把紛繁複雜的藥物、食物變得簡單明瞭。

中藥大多數是在有毒無毒之間，有偏性但是不劇烈；有寒熱之分，但是不足以影響全身，且能作用於特定的臟腑、器官，使之動或使之靜，使之寒或使之熱。古人透過細緻入微的體驗觀察，總結出中藥學的歸經理論，也就是氣味不同的藥物，會分別作用於不同臟腑、器官。本篇先說說嗅覺的味道。

俗話說：「蔥辣鼻子蒜辣心，芥末辣得鬼抽筋。」同樣是辛辣的食物，對人的器官的影響是不一樣的。蔥聞起來很香，吃起來不辣。大病初癒的人，往往想吃一碗蔥花麵。但是切蔥的時候，往往會讓人涕淚橫流，噴嚏連連。中醫認為，蔥性熱，耐寒，故有「凍不死的蔥，餓不死的兵」一說。氣味辛香，上能通督脈，散寒開竅，下能通任脈，湧出唾液、眼淚、胃液。做飯的時候放蔥，除了能喚醒食欲，還可以平衡食物的陰寒屬性，也能掩蓋肉類腥臊的味道。由於蔥過於辛香走竄，所以煎炒時間不宜太長。

中醫在搶救重症患者的時候，也用蔥白作為藥物。《傷寒論》載，治療少陰病，委靡不振、昏昏欲睡、脈微細兼有下利的病人，用白通湯，主要藥物就是蔥白四莖，加上生附子和乾薑。蔥白的作用，是通督脈，醒神開竅。如果病人「利不止，厥逆無脈，乾嘔，煩」，也就是虛陽外越，就用白通加豬膽汁湯。普通病人受寒感冒，出現輕微的發熱疼痛症狀，可以將蔥白切碎煎煮，加點紅糖熱服，以汗出熱退為效。

由於陰寒內盛導致腹痛、經痛、四肢厥冷的病人，可以把切碎的蔥白炒熱，用棉布包裹好，放在肚臍上熨燙，可以反覆加熱更換，直到鼻尖出汗、腹內鳴響、矢氣排便、四肢回暖為宜。這發揮的就是蔥白溫通任脈的功效。

蒜聞起來氣味不大，煎炒以後有蒜香，吃完生蒜的人會有蒜臭味，類同屍臭，令人難以忍受。吃蒜以後會產生燒心、疼痛的感覺。中醫就是掌握了蒜的性味，趨利避害，用蒜來治療由於陰寒積聚心胃導致的胸悶、胸痛、食積、心下硬痛。《金匱要略·胸痹心痛短氣病脈證治》列舉了瓜蔞薤白白酒湯等系列方劑，方中的薤白就是野蒜、山蒜，方中的白酒就是醋。目前在潮州、日本還保留著吃醃薤白的傳統，現代醫學也證明了其對心腦血管的作用。《本草綱目》載，薤白味辛，氣溫，性冷而補，「心病宜食之，利產婦，治女人帶下赤白」。

蒜吃多了除了燒心以外，還會造成眼睛乾澀，損害視力，鬚髮早白。中醫找到了既能消除它的副作用，又不減弱其強心功能的辦法，就是用醋醃蒜。平常一般人吃餃子，就是用蒜蘸著醋吃。每到歲末，家家都要醃製臘八蒜，為的是到了除夕吃餃子用。

我在〈膾炙〉一文中介紹了芥末，吃芥末的感覺就是直沖牛斗，渾身顫慄。中醫認為是通督脈，鼓舞肝膽陽氣。所以，中醫使用白芥子來治療陰寒積聚麻痺的病人。比如，治療陰疽常用的陽和湯中，治療老年人哮鳴痰喘用的三子養親湯中，就有白芥子。而對於本身就有抽搐、顫抖、過動症狀的病人，芥末等辛辣的藥物就屬於禁忌之列。

天下知氣味者，莫過於廚師。錢鍾書在《寫在人生邊上》中寫道：「照我們的意見，完美的人格，『一以貫之』的『吾道』，統治盡善的國家，不僅要和諧得像音樂，也該把烹飪的調和懸為理想。在這一點上，我們不追隨孔子，而願意推崇被人忘掉的伊尹。伊尹是中國第一個哲學家廚師，在他眼裡，整個人世間好比是做菜的廚房。《呂氏春秋．本味篇》記伊尹以至味說湯那一大段，把最偉大的統治哲學講成惹人垂涎的食譜。這個觀念滲透了中國古代的政治意識，所以自從《尚書．顧命》起，做宰相總比為『和羹調鼎』。」繼神農嘗百草之後，對中藥方劑理論和實踐貢獻最大的就是伊尹。這位廚子出身的開國宰相撰寫的《湯液經法》，嚴格按照四氣五味、君臣佐使配伍原則設立了經方，迄今還在為我們使用。

《呂氏春秋．本味篇》記載了當年伊尹與湯王談烹小鮮而論治天下的精彩對話。伊尹認為，作為美味的三類動物，水生的動物氣味腥，食肉的氣味臊，吃草的氣味羶。那麼，怎樣做出佳肴呢？主要依靠水、火、味的調節。以醋消除腥味，以薑去掉羶味，以酒除卻臊味。調味的時候要平衡甘淡、酸澀、苦焦、辛辣、鹹鮮，它的組合是有主，有助，有反佐牽制，有烘托陪襯。根據鼎中的變化，掌握火候，把握調料擱放的先後次序和量的多寡，才能獲得久而不敗、熟而不爛、甜而不膩、酸而不澀、鹹而不齁、辛而不散、淡而不寡的美味佳肴。從調味開始，談到各種美食，最終告訴商湯，要吃到這些美食，就要有良馬勇士，開拓疆土，成為天子。

氣味學說不僅在治療而且在日常預防保健方面有廣泛應用。比如在端午節，人們把新鮮的艾葉、菖蒲掛在門口，用其芬芳辛香的氣味驅邪逐臭。古人動手術的時候，一般在密閉的房間焚燒蒼朮，用來潔淨空氣。很多少數民族還保留著佩掛香囊的習慣，瘟癘橫行的時候，人們除了吃蒜以外，還隨身攜帶大蒜。如此這般，不一而足。

普通人口舌能夠分辨的味道有十種，那就是酸澀、焦苦、甘淡、辛辣、鹹鮮。人有天生或訓練出來的敏銳味覺，孔子說過：「淄澠之合者，易牙嘗而知之。」意思是說，齊國的名廚易牙能辨別出兩條不同河流的水。國內外都有品酒師，口嘗舌辨，就能說出酒的產地、釀製時間。古代神農氏嘗百草、伊尹製湯液，都是建立在這種超人的直覺、感悟上。

既然是主觀感覺，味覺就不僅與客觀的食物、藥物有關係，還與人的身體、情緒、神志有密切的關係。中醫講「舌為心之苗」，心不在焉的時候，無論吃什麼山珍海味也是味同嚼蠟的。心情喜悅、飢餓急切的時候，粗茶淡飯、糟糠腐朽也會讓人甘之如飴。相聲《珍珠翡翠白玉湯》說的就是這個道理。時過境遷，朱元璋能讓做飯的叫花子做出一模一樣的飯菜，但是恢復不了當時的身體狀態和心境，也就找不到當時的味覺了。

心神對味覺也有選擇性，隨著身體、情緒狀態的不同而調整。比如平素覺得苦澀難以下嚥的磚茶，在飽食鹹鮮的肉類和海鮮以後喝，就覺得是甘甜爽口；營養過剩，舌苔厚膩覆蓋味蕾的人，就喜歡吃辛辣的食物下飯，碰到甜膩的食品會感覺噁心；而體液不足、舌苔剝脫的人就討厭辛辣，喜歡吃鹹甜的食物。動物能在病痛的時候尋找相應藥物，並不是它們懂醫學，而是與生俱來的本能，也就是在某種病態下，身體會對某種植物的氣味和味道產生特殊的喜愛。

中醫發現了五味對心神的不同影響，借此調神，進而調氣。中醫的五行理論認為舌尖屬心，主鹹苦；舌兩側屬肝，主辛酸；舌根屬腎，主甘苦；舌前中屬肺，主鹹酸；舌後中屬脾，主辛甘。現代科學發現舌面上分布有味蕾，感受甜味的味蕾在舌尖比較多，感受酸味的味蕾在舌兩側的後半部分比較多，感受苦味的味蕾集中在舌頭根部，感受鹹味的味蕾在舌尖和舌頭兩側的前半部分。

中醫醫療和食療，就是根據不同的身體狀態，透過使用不同味道的藥物和食物，結合食物和藥物寒熱溫涼的性質，順應或抑制心神，借此調整臟腑功能、氣血運行，以達到五臟平衡和諧的目的。

辛辣溫熱的食物和藥物，比如大蔥、肉桂、小茴香、白酒、雞肉等，可以溫補肝氣，推動肝血，促進消化，抑制吸收。對於手足逆冷、陽痿、筋疲、經痛、肥胖、腸胃蠕動遲緩的人最合適。平素喜歡吃甜食的人，應該有意識地增加辛辣。喝牛奶過敏的人，喝了就嘔吐、腹痛、腹瀉、皮膚癢的人，在牛奶中加入辛溫的華撥、南薑就能緩解，而對於興奮、顫抖、過動、注意力不集中、口乾舌燥、盜汗、低燒、腹瀉、消瘦的人就是禁忌。

酸寒的食物以水果居多，比如梨、蘋果、柿子等，大米、薏苡仁等也屬於此類。秋天乾燥，最適宜吃，可以滋養肺陰，潤澤皮膚、毛髮。酸寒的食物或藥物還能平抑肝氣，軟化血管，控制高血壓。對於嗜酒、嗜辣的人來說，應該多吃水果。老百姓吃糖蒜、臘八蒜，就是用酸味平衡、抑制辛辣對口腔黏膜、胃腸道黏膜的刺激。但是如果吃得過量，或者是陰寒體質的人吃，就會導致陰寒內斂積聚，皮膚出現黑斑，胃內出現結石。

酸溫的食物，比如杏仁、山藥、木瓜、米醋、山茱萸、五味子等，經常食用可以止咳生津，生髮烏髮，也適宜老年人虛喘、大便祕結乾燥的。民國名醫張錫純就用一味薯芋粥，治療肺津不足的乾咳、虛喘、便祕，可謂食療佳品，食用時最好清洗乾淨，帶皮連鬚一起吃，效果最好。

甘淡甘甜的飲食最多，首推淡水，沒有人能離得開它。古人講究喝活水，以泉水為最佳，井水、河水、雨水、雪水次之。飲水應當煮沸熱飲，喝冰水、碳酸水只能加重身體的陰寒。目下流行晨起即飲數杯白水的所謂「健康療法」，國人體質以虛寒居多，照此飲法，非中水毒不可。水飲不化，在腸胃駐留，削弱消化功能。甘淡的水少飲能補充體液，多了就利尿傷腎，所以古人在水中加入苦味的茶葉來平衡。

甘寒的食品如西瓜、甘蔗等，藥物如白茅根、通草、滑石等，最能清涼利尿，可以解除腎結石、小便不利、淋漓澀痛的症狀，而對於糖尿病等小便過多、失禁、尿床、早洩、帶下的病人就不適合。甜食吃多了自然傷腎，小孩子糖吃多了會蛀牙，成人會導致骨質疏鬆。

甘甜溫性食物以小麥、小米、黍米為代表。饅頭多咀嚼一會兒，就會感到甘甜。熬小米粥時浮在上面的黏稠米精最養人，最適宜消化吸收不良、大病初癒的人食用。陳年舊米就沒有這層精華了。黍米是黃黏米，生長在乾旱寒涼地域，又黏又甜，在胃中黏滯時間長，不容易使人感覺飢餓，所以有「三十里莜麵，四十里糕」的說法。消化不良的人本身胃的蠕動慢，排空時間就長，最好少吃。《傷寒論》中桂枝湯方後注釋，所介紹服藥禁忌中的「生冷黏滑」，就是指此類食物。

鹹味的食物、藥物以肉類居多，特別是紅肉。血肉有情之品可以補養心氣心血，少了鹹味，精神體力都會下降。鹹味吃多了，可以導致血液黏稠、凝滯，血壓升高，也可影響心情、心神，興奮、激動、失眠、躁狂。北方菜以魯菜為代表，口重味鹹，適合窮苦人偶爾食用，不適合富貴人天天吃。社會進步，飲食水準提高以後，人們應該改變飲食習慣，以清淡新鮮為好，可以學學粵菜風格。鹹味最重的莫過於味精、雞精，飯館的廚師離不開，很多人吃了會感覺口乾舌燥，有的會出現皮膚過敏發癢，國外稱之為中國餐館症候群。所以，以後外出吃飯點菜的時候，別忘了囑咐一句別放味精。

苦寒的食物以綠色蔬菜居多，苦菜、苦瓜、苦丁茶最典型，藥物之中苦味占了絕大多數，良藥苦口利於病，這大概與平時我們飲食中普遍缺乏苦味有關。蔬菜的苦寒性質，最適合消化肉食。蒙古人食肉，缺乏蔬菜，全靠磚茶來消食化積。蔬菜最好熟食，迷信生吃蔬菜不損失營養的人，其實是以不消化不吸收為代價的。特別是寒性體質的人，最好清炒蔬菜或用蒜蓉、蔥薑炒，來平衡寒性。

苦味溫熱性質的食物首推鍋巴、飯焦，老家大同有烤饅頭片，是開胃化食的上佳食品，我經常推薦給胃寒、流涎的孩子們吃。吃炭火烤肉的時候，烤得出現微微焦黑的炭焦，就是消化肉積的佳品。我的朋友感覺奇怪，我平素吃牛排不過一兩塊，吃烤肉卻可以吃十多塊，原因就在於此。苦味可以清瀉鹹肉積滯。中藥經常用到焦三仙，就是把山楂、麥芽、神麴炒焦，用來消化肉食積滯。

歸經。

夜盲症、乾眼、經血稀少、心氣心血不足、心悸、小便失禁、夜尿過多、帶下浸淫、陽事不舉、痛風

中醫精氣神理論研究發現，人在丹田煉精化氣，元氣充溢，會沿著與十二正經不同的路徑循行，這些路徑稱之為奇經八脈。

中醫藏象理論研究活人的動態生理功能，把它分成十二大系統，即六臟六腑。體內的臟腑之氣沿著不同的路徑輸送至體表，就形成了經脈，即十二正經。這是人出生以後，呼吸清氣、飲食水穀以後產生的後天之氣的運行規律和途徑。經絡把人體的表裡、臟腑聯繫在一起，使得醫生能由表知裡，治表達裡。

人體出現疾病的原因，往往是由於某一臟腑、經脈功能亢進、過熱或衰弱、過冷，從而導致全身失衡、失和。作為針灸大夫相對容易一些，只要診斷定位定性明確了，選擇相關經脈、穴位，寒用灸，熱用針，虛用補，實用瀉就行了。

而作為大方脈開藥的中醫大夫就不容易了，就要去研究中藥歸經理論，研究食物和藥物標靶器官，也就是藥物對特定臟腑或經脈的影響和作用。明確了歸經，醫生才能在準確辨證

診斷的基礎上，選擇相應的藥物，精確制導，迅速準確調整臟腑、經脈的偏差，恢復和平，達到既治癒疾病，又不殃及無辜的目的，避免副作用的發生。

俗話說「同氣相求，臭味相投」。食物和藥物因性質、氣味、劑量、炮製、煎煮的不同，對特定的臟腑、經脈產生的影響和作用，也會產生變化。

性指藥物的寒熱溫涼屬性，簡單地說，溫熱走表，影響腑以及循行在人體陽側的經脈，比如頭面、項背、手背、大腿外側、背側；寒涼入裡，影響臟以及在人體陰面的經脈，比如胸腹、手足掌、腋窩、肘窩，大腿內側、陰部。

質指藥物的質地，礦物藥、金石介殼類藥物，比如磁石、生鐵落、生龍骨、生牡蠣殼等，質地堅硬，主沉降下行，能入裡安心神、降心火、斂肝陽。質地輕清的蟬蛻、木蝴蝶、蛇蛻，多能解表散風。

動物類藥物，屬於血肉有情之品，大多能入心包和心，比如阿膠、鹿角膠、雞子黃、紫河車等，能補益心氣心血。食用動物有以臟養臟之說，比如夜盲症、乾眼、經血稀少的人，可以食用羊肝、豬肝。心氣心血不足、心悸怔忡的人，可以用菖蒲燉豬心或雞心。小便失禁、夜尿過多、帶下浸淫、陽事不舉的人，可以吃腰花、羊腎、羊蛋，甚至可以用狗鞭、鹿鞭。全蠍、蜈蚣、白花蛇等，能入血搜風、活血化瘀、解毒，而痛風的病人則不能吃這些陰寒的肉食，要去吃辛香苦溫的化肉毒植物類食品，比如普洱茶、磚茶、生薑、紫蘇等。

植物藥中長在地下的根莖類藥物，性多沉降入臟。人參、黨參、黃芪、甘草性溫入脾，生地、玄參、藕根入腎，山藥、沙參、麥門冬、何首烏入肺，烏頭、附子、當歸入肝，半夏、天南星、薤白、瓜蔞根入心。花葉類藥物，大多輕清上浮，入上焦走表，比如菊花、薄荷、麻黃、紫蘇葉、荷花、荷葉等。枝幹、表皮類藥物也多走表、入六腑，如桂枝、荊芥、桔梗、蘇梗、藿香、葦莖等。果實種子類多能入裡，補益精氣，比如五穀、核桃仁、胡桃仁等。

藥物的形狀、顏色也與歸經有一定關係，帶尖刺藥物多入肝，比如白蒺藜、皂刺、玫瑰、蒼耳子，多能疏通氣血，驅風除痹；鉤藤狀如彎鉤，能收斂肝氣，安神定驚；絲瓜絡、橘絡能化痰通絡；茅根、葦莖中空，能利濕排尿。丹參、朱砂、代赭石，色赤入心；山藥、白芨、白果，色白入肺；生地、玄參、磁石，色黑入腎；麻黃、青皮、青黛，色青入肝；黨參、灶心土、黃芪，色黃入脾。

影響藥物歸經最主要的因素是其氣味。一般情況下，腥味入心，如魚蝦鱉蟹；芳香醒脾，如砂仁、白豆蔻、大料、桂皮；膻味入肝，如食草類動物羊、牛、馬、駱駝；腐臭味入肺，如臭豆腐、乳酪、黃醬；臊味入腎，如童便、豬腰子、馬尿。

辛辣的藥物主入肝、脾、肺，甘淡的入脾、腎、肝，鹹鮮的入心、肺、腎，酸澀的入肺、肝、心，焦苦的入心、腎、脾。很多中藥經過炮製加工，加強或削弱了本身的性味，也就加強或改變了歸經。經過鹽漬或鹽炒的藥物，比如厚朴、黃柏、澤瀉、附子等，加強或增加了入心腎的功效。經過酒洗、酒炒的藥物，比如柴胡、白芍、當歸等，增強了入肝辛散酸收的效果。炒焦的藥物，大多改變了原來的性味，比如荊芥炭、茜草炭、棕櫚炭、焦三仙等，變成了入心止血、消化積滯的藥。醋炙後的藥物辛散的效果變得溫和，比如香附、柴胡、元胡等。經過蜜炙的藥物更能入脾補氣、入腎利水，比如炙甘草、炙黃芪、熟地黃等。

煎煮方法、製藥劑型也影響藥物的歸經。許多芳香的藥物，比如薄荷、細辛等，久煎就失去了解表開竅的效果。半夏放置久了，散去辛辣味，入心化痰除痞效果才好。大黃久煎，能入心化瘀血通小便，短時間煎煮，能入大腸通大便。

開水短時間浸泡以後服用，稱為飲，能走上焦，清心火，宣肺氣，比如桑菊飲、大黃黃連瀉心湯。煎煮甚至去滓以後濃縮再煎，能入中下焦，比如小柴胡湯、小建中湯。藥物研磨成粗末做散服用，多能健脾燥濕，比如平胃散、參苓白朮散。做成蜜丸服用，多能緩補脾氣，或利小便，比如人參歸脾丸、烏雞白鳳丸。做成膏服，能入心腎，補益精血，比如龜鹿二仙膏、龜板膏。鮮榨果汁能補肺津，如五汁飲、秋梨汁。火煉金丹能補命門之火，如大金丹、小金丹。酒泡藥物能舒筋活血，比如虎骨酒、鹿鞭酒。

有道是用藥如用兵，掌握了中藥的歸經，就如同有了精確制導的導彈，使用得當，就能收到簡便廉驗的效果。比起寧可錯殺三千，也不放走一個的霸道用藥手段，中醫可以說是行王道，中藥可以說是仁義之師。

炮炙。

食肉不化、啤酒肚、脂肪肝、舌頭乾裂無苔

古人直接用火加工食物、藥物的方法有很多，不同的方法也有不同的名稱。比如說炙，就是把肉放在火上，利用火焰頂端直接接觸食物，並且利用其輻射和上炎的熱氣炙烤，所用的肉一般是鮮肉、生肉。這樣做能在把食物弄熟的同時，又可以榨出肉裡面的油脂和水分。學過物理的人都知道，火焰的頂部是溫度最高的，所以炙適用於快速加工食物，因為溫度過高，經常會出現黑焦。稍吃一點肉焦，就像吃鍋巴一樣有利於消化肉積，這是天然的平衡。可惜很多人迷信所謂的科學研究，說肉焦能致癌，避之唯恐不及，導致現在食肉不化、啤酒肚、脂肪肝幾乎成了流行病。

「烤」是把食物放在火的周邊，利用火的輻射弄熟食物，烤的力量要比炙差一點。外出野營，人們圍著篝火，烤著手，上面架著全羊，這是「炙」。現代人混用不分了，烤羊肉串其實就是炙羊肉串，烤鴨其實是炙鴨。只有烤麵包片、烤紅薯是名副其實的。

如果碰到鮮嫩的肉或者水分不足的乾肉，直接用火烤炙就容易喪失食物原味，甚至會變

得乾澀焦黑，難以下嚥。碰到這種情況，古人就用炮的方法。

「炮」是會意字，是指把食物包裹起來放到火裡。在這裡，「炮」發音同「刨」。南方菜有道著名的叫化子雞，就是掏出未除毛雞的內臟，放入香料，用濕泥裹上，放在火裡燒，等到了泥巴焦乾的時候，取出摔開，毛黏在乾泥巴上自然褪去，肉爛香熟。現在的錫箔紙包鱸魚就是炮的遺風。這樣做，能夠保持食物的本味，水分不散失。

比如在加工花生、瓜子、栗子的時候，直接在火上或者火邊烤炙，火候不夠外焦裡生，火候大了內外皆焦。直接在鐵鍋上炒，結果也是如此。所以，古人用炮的方法，就是在鐵鍋裡面放入砂子，再放入花生、瓜子、栗子，利用砂石傳導熱量，改變熱能的波長頻率，使其更有穿透力，這樣炒出來的花生、瓜子、栗子，皮色不變，內仁香脆。

後來這種加工的方法，也就是隔火弄熟或榨去水分的方法逐漸得到廣泛應用，隔火的介質有泥巴、鹽粒、砂石、銅鐵等。我們經常吃的蔥爆羊肉、宮保雞丁、鐵板燒等等，其製作方法在古代都被稱做炮，例如炮食（燒烤食物）、炮焬（燒炙）、炮燔（燒烤）、炮豚（烤豬）、炮羊（烤羊）、炮胾（烤熟的肉塊）。

在中藥的加工上，炮的應用也很廣泛，一般都是用急火把生藥放在鍋裡炒，使它焦黃爆裂。這樣做的目的，是使藥物快速脫水，易於保存；再者，增強藥物火熱之性；另外，弄熟的藥物易於消化吸收。用慢火或火的餘灰弄熟或烘乾藥物，叫做煨。

陸游在《離家示妻子詩》中寫道：「兒為檢藥籠，桂薑手炮煎。」生薑含水多，不易保存，性質屬於溫。經過切片曬乾或者慢火煨製，就成了乾薑，性質就變成了辛熱。進一步炮製，取砂子置鍋內，用武火炒熱後，加入乾薑片或塊，不斷翻動，燙至鼓起、表面棕褐色時，取出，篩去砂子，放涼，就做成了炮薑。炮薑比重更小，性質更熱，溫中散寒的功效更顯著。炮薑炮久了，炭化變成黑色，就成了炮薑炭，純苦無辛，藥性也變了，能溫陽止血了。《中草輯要》記載：「炮則辛苦大熱，除胃中冷而守中，炮黑止吐衄諸血……」

類似的還有附子的炮製。有的是用砂炮，取砂子置鍋內，用武火炒熱後，加入附子片，不斷翻動，燙至鼓起並微變色，取出，篩去砂子，放涼。有的是直接火炮，取附子用水洗淨，浸泡一夜，除去皮、臍，切片，再用水泡至口嘗無麻辣感，取出，用薑湯浸一至三天，撈出蒸熟，再焙至七成乾，倒入鍋內用武火急炒至煙起微鼓裂，取出，放涼即得。第三種方法就是炮炙了，也就是同時使用炮和炙兩種方法。先將已漂淨瀝乾的附子片均匀鋪放鐵絲篩內，置灶內烘烤，每次烘烤約一刻鐘左右，取出攤晾，待水分滲出，內外濕度均匀，再烘烤，反覆數次，烤至近乾時，置烘櫃內烘乾；再取出，放涼，篩去灰屑即得。

小時候街頭有爆米花的，把玉米、糖精放到像炸彈一樣的灶膛裡面，密封好了，架在小火爐上轉著燒，火候到了，就套上紗網放炮啟封，轟的一聲，蓬鬆香脆的玉米花就出來了。其實這就是炮的過程。這樣做出來的食物入口即化。現在好了，人們可以買一包現成的玉米粒，放在微波爐裡面炙烤，用不了幾分鐘爆米花就做好了。

有些動物藥需要弄熟以後才能服用，比如穿山甲，水煮穿山甲的鱗片無論如何也沒用，所以古人用急火炮製，使它蓬鬆酥脆，焦黃爆裂，這樣再煎煮才能被消化吸收，利於藥性發揮。經過炮製的穿山甲就成了炮山甲或山甲珠。類似的還有堅硬的阿膠塊，一般用烊化方法處理，放在小碗裡面，加入黃酒蒸，稀釋軟化以後兌入湯藥裡面服用，費時費力。所以把阿膠塊炮製一下，變成蓬鬆的阿膠珠，可以直接攪拌在湯藥裡面融化服用。只是炮製以後的阿膠多了點火熱之性，似乎不利於陰虛火旺的病症。所以碰上舌頭乾裂、無苔的病人，我還是讓他們用烊化的方法服用，免得偷懶省事，貽誤了病情。

自南朝劉宋時雷斅的《雷公炮炙論》行世以來，炮炙、炮製逐漸成為中藥加工的代名詞。天然的中藥經過人工炮炙，更能鮮明個性，抑制毒性，甚至改變性味和歸經，順應人意，能更好地發揮特長，讓醫生使用起來更加得心應手。同仁堂的著名對聯「炮製雖繁，必不敢省人工；品位雖貴，必不敢減物力」，道出了其中真諦，值得我們深思謹行。

野人家73

字裡藏醫
92個漢字教你中醫養生祕訣

作　者　徐文兵

野人文化股份有限公司
社　長　張瑩瑩
總 編 輯　蔡麗真
責任編輯　楊玲宜
編輯協力　吳慶晶
校　對　魏秋綢
行銷經理　林麗紅
行銷企畫　蔡逸萱、李映柔
封面設計　楊啟巽
美術設計　洪素貞

讀書共和國出版集團
社　長　郭重興
發 行 人　曾大福

出　版　野人文化股份有限公司
發　行　遠足文化事業股份有限公司
地址：231 新北市新店區民權路 108-2 號 9 樓
電話：（02）2218-1417　傳真：（02）8667-1065
電子信箱：service@bookrep.com.tw
網址：www.bookrep.com.tw
郵撥帳號：19504465 遠足文化事業股份有限公司
客服專線：0800-221-029
法律顧問　華洋法律事務所　蘇文生律師
印　製　成陽印刷股份有限公司
初版首刷　2011年07月
二版首刷　2017年05月
二版18刷　2023年03月

國家圖書館出版品預行編目(CIP)資料

字裡藏醫 : 92 個漢字教你中醫養生祕訣 / 徐文兵著. -- 再版. -- 新北市 : 野人文化出版 : 遠足文化發行, 2017.05
面；　公分. -- (野人家 ; 73)
ISBN 978-986-384-195-1(精裝)

1. 中醫 2. 養生 3. 健康法

413.21　　106005083

野人文化官方網頁

野人文化讀者回函

字裡藏醫

線上讀者回函專用 QR CODE，你的寶貴意見，將是我們進步的最大動力。

野人
野人文化
讀者回函卡

姓 名 □女 □男 年齡

地 址

電 話 公 宅 手機

Email

學 歷 □國中(含以下) □高中職 □大專 □研究所以上

職 業 □生產/製造 □金融/商業 □傳播/廣告 □軍警/公務員
□教育/文化 □旅遊/運輸 □醫療/保健 □仲介/服務
□學生 □自由/家管 □其他

◆你從何處知道此書？
□書店 □書訊 □書評 □報紙 □廣播 □電視 □網路
□廣告DM □親友介紹 □其他

◆你以何種方式購買本書？
□誠品書店 □誠品網路書店 □金石堂書店 □金石堂網路書店
□博客來網路書店 □其他__________

◆你的閱讀習慣：
□百科 □生態 □文學 □藝術 □社會科學 □地理地圖
□民俗采風 □休閒生活 □圖鑑 □歷史 □建築 □傳記
□自然科學 □戲劇舞蹈 □宗教哲學 □其他

◆你對本書的評價：（請填代號，1. 非常滿意 2. 滿意 3. 尚可 4. 待改進）
書名_____封面設計_____版面編排_____印刷_____內容_____
整體評價_____

◆你對本書的建議：

廣　告　回　函
板橋郵政管理局登記證
板橋廣字第143號

郵資已付　免貼郵票

野人

23141
新北市新店區民權路108-2號9樓
野人文化股份有限公司 收

請沿線撕下對折寄回

野人

書號：0NFL4073